皮肤病中医特色适宜技术操作规范丛书

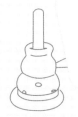

# 皮肤病脐疗法

主　审｜段逸群

总主编｜杨志波　李领娥
　　　　刘　巧　刘红霞

主　编｜李铁男

中国健康传媒集团
中国医药科技出版社

# 内 容 提 要

这是一本介绍皮肤病脐疗法的书，全书分为基础篇、技法篇和临床篇3部分，突出脐疗的临床操作技术及相关知识，皮肤疾病配有相应图片，语言表达生动具体、清晰明了，配以相关操作视频，使读者能更直观、简便地学习脐疗的操作流程。本书适于广大中医临床工作者以及中医爱好者参考阅读。

## 图书在版编目（CIP）数据

皮肤病脐疗法 / 李铁男主编 . — 北京：中国医药科技出版社，2018.10

（皮肤病中医特色适宜技术操作规范丛书）

ISBN 978-7-5214-0489-0

Ⅰ . ①皮… Ⅱ . ①李… Ⅲ . ①皮肤病—脐—中药外敷疗法—技术操作规程 Ⅳ . ① R244.9-65

中国版本图书馆 CIP 数据核字（2018）第 223193 号

**美术编辑** 陈君杞
**版式设计** 锋尚设计

出版　**中国健康传媒集团** | **中国医药科技出版社**
地址　北京市海淀区文慧园北路甲 22 号
邮编　100082
电话　发行：010-62227427　邮购：010-62236938
网址　www.cmstp.com
规格　880×1230mm　$\frac{1}{32}$
印张　$9\frac{1}{4}$
字数　215 千字
版次　2018 年 10 月第 1 版
印次　2020 年 10 月第 2 次印刷
印刷　三河市万龙印装有限公司
经销　全国各地新华书店
书号　ISBN 978-7-5214-0489-0
定价　39.00 元

皮肤病中医特色适宜技术操作规范丛书

# 编委会

# 本书编委会

主　　编　李铁男

副 主 编　李上云

编　　委　（按姓氏笔画排序）

刘永斌　孙晓冬　李上云　李铁男

张　建　鹿见香　韩宪伟

秘　　书　李上云

中医药是一个伟大的宝库，中医特色疗法是其瑰宝之一，几千年来，为广大劳动人民的身体健康做出了巨大的贡献。皮肤病常见、多发，然而许多发病原因不清，机制不明；对于皮肤病的治疗，西医诸多方法，疗效不显，不良反应不少，费用不菲。中医特色疗法具有简、便、廉、效等特点，受到了皮肤科医生和广大患者的欢迎。为了进一步开展中医特色疗法在皮肤病方面的运用，中华中医药学会皮肤科分会在总会领导的关心和帮助下，在中国医药科技出版社的大力支持下，精心组织全国中医皮肤科知名专家、教授编写了本套《皮肤病中医特色适宜技术操作规范丛书》，其目的就是规范皮肤病中医特色疗法，提高临床疗效，推动中医皮肤病诊疗技术的发展，造福于皮肤病患者。

本套丛书按皮肤科临床上常用的17种特色疗法分

为17个分册，每分册包括基础篇、技法篇、临床篇，文字编写力求简明、扼要、实用，配以图片，图文并茂，通俗易懂。各分册附有视频，以二维码形式承载，阐述其技术要领、操作步骤、适应证、禁忌证及注意事项，扫码观看，一目了然，更易于掌握。本丛书适合临床中医、中西医结合皮肤科医生及基层医务工作者参考使用。

本套丛书的编写难免有疏漏不足之处，欢迎各位同道提出宝贵意见，以便再版完善。

杨志波

2018年8月2日于长沙

　　脐疗历史悠久，传承至今已有3000年之久，是人们在生活、生产中积累、总结的方法，是人们与疾病斗争的经验和发展；是行之有效、便捷的治疗方法，具有简、便、验、廉、捷等特点。可以治疗内、外、妇、儿、皮肤、五官科等多科系，近150种疾病，还能养生保健，被广泛应用于临床及日常生活中。脐疗方法多样，主要有药物敷脐、贴脐、填脐、熨脐、熏脐、蒸脐、熨脐、灸脐等。脐疗法始于先秦时期，后经汉晋南北朝及隋唐时期的初步发展，金元至明清时期形成较为成熟的理论体系。随着中医事业的发展，在近、现代，脐疗法作为一种重要的中医外治方法，受到中医学界和人们的高度关注，已在包括皮肤科在内的众多临床领域应用，并且又有诸多新的拓展。

　　编者根据自己的临床实践及经验体会，结合大量的历史、现代文献，编写此书。在基础篇中阐述了脐疗的发展、沿革、拓展；论述了脐疗的作用及机理；对脐疗进行整体概括。技法篇详细介绍了脐疗的具体操作方法、注意事项、意外处理等，可以使初学者看后即掌握该技法，以提高该技法的推广应用。临床篇，对皮肤科常见疾病的特征、病因病机、辨证分型进行阐述，并根据各中医证候分型提供具体的脐疗方法、脐疗药物及操作步骤、注意事项。特别是每个疾病的按语对不同技法的选择做出相应的解释或说明，使读者可以更好地掌握。本书图文并茂，文字简洁、易懂，内容精炼、实用，制作精良，附有操作录像，便于学习掌握。

本书编写过程中，得到多位同仁的支持和帮助，他们在繁忙的医疗、科研工作之余参与撰写，特此表示衷心感谢。

由于时间仓促、编者专业水平有限，书中不足和疏漏之处，敬请斧正。


编者

2018年6月

# 目录

**1**

**基础篇**

## 2 技法篇

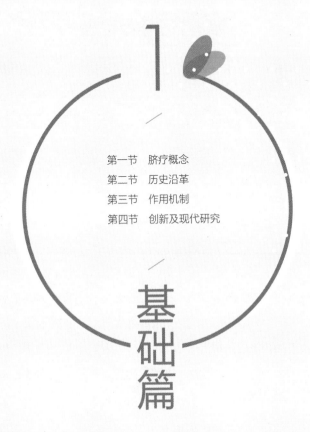

基础篇

# 第一节 脐疗概念

## 一、何谓脐疗

脐疗（Hilum therapy）是根据中医理论把药物直接敷贴或用艾灸、热敷等方法施治于患者脐部，以激发经络之气，疏通气血，调理脏腑，用以预防和治疗疾病的一种外治疗法。脐疗的方法源于古代，流传至今，已有3000多年历史。主要有药物敷脐、贴脐、填脐、熨脐、熏脐、蒸脐、熨脐、灸脐等。

脐疗法是以中医经络学说为理论依据，在辨证论治理论的指导下，利用药物对脐的刺激，达到行气活血、疏通经络、调整脏腑功能、治疗疾病的目的。这种方法可以绕过肝脏首过效应及胃肠道对药效的干扰，增加病灶局部有效药物浓度，使药效作用发挥快、作用时间长、给药频率和剂量少、生物利用率高、血液浓度较稳定持久。脐疗的功用及适应症非常广泛，对消化、呼吸、泌尿、生殖、神经、心血管系统均有作用，并能增强机体免疫力，可广泛用于内、外、妇、儿、皮肤、五官科疾病，还能养生保健。

据史料记载及现代报道，脐疗法使用不同药物可以治疗身体虚弱，神经衰弱，白细胞减少，妇女月经不调，痛经，不孕不育，头痛，便秘，失眠，癫痫，阳痿，早泄，咳喘，腹泻，腹痛，呕吐，多汗，遗尿，前列腺炎，脱肛，子宫脱垂，疝气，痔疮，面部黄褐斑，痤疮，荨麻疹，肥胖，乳腺增生症，心血管疾病，高血压、心源性水肿，慢性乙肝，脂肪肝，肝硬化，肝硬化腹水，肝癌及肾病，糖尿病，颈肩腰腿病变，支气管哮喘，口腔溃疡，鼻窦炎，小儿单纯性腹泻、轻度中毒性腹泻，小儿消化不良，厌食，腹胀气，麻痹性肠梗阻，功能性尿潴留，自汗，盗汗，小儿夜啼等。

## 二、脐疗特点

### 1. 适应症广

脐疗的功用及适应症非常广泛，对消化、呼吸、泌尿、生殖、神经、心血管系统均有作用，能增强机体免疫力，可广泛用于内、外、妇、儿、皮肤、五官科近150种疾病，还能养生保健。

### 2. 使用简便，易于接受

脐疗的操作方法非常简便，一般1~3天换贴一次，无需煎药、服药、注射给药，也避免了药物被破坏、分解和损害人体内有关脏器。对那些吃药怕苦、打针怕痛、针灸怕针、服药易吐及不能服药的患者，尤为适宜。无需频繁给药，特别是对对用药方案不熟悉或记不准或工作繁忙者显得更为重要。

### 3. 安全、无毒副作用

经脐给药具有不受胃肠道因素影响、避免药物被破坏分解和损害人体内有关脏器、不良反应少的特点，符合儿童和老年人用药特点。

### 4. 疗效持久、稳定

维持恒定有效血药浓度或生理效应，避免口服给药引起的血药浓度峰谷现象，降低毒副反应。

### 5. 成本低廉，节约时间

脐疗每次用量很小，一般2~4贴即可见效。患有常见病、多发病的患者，无需到医院挂号就诊，到药房购买即可，省钱省时。可以按贴敷面积增大或减少药物剂量，避免药物的浪费。

### 6. 储存方便，随用随取

脐贴有效期限长，适宜长期储存，家庭常备无患，一旦需要，随用随取，"贴"到病除。

### 7. 可遵从患者意愿取用

患者可以自主用药，也可以随时撤销用药。

脐疗是祖国医学的瑰宝，源于古代，在历代的中医文献中有大量的散见记载，并在民间广泛流传，至今已有数千年的历史。脐疗法是中华民族几千年来生产、生活中与疾病作斗争的结果，是逐步形成和不断发展起来的原创性的、独特的疗法，是中医学的一个重要组成部分，实践证明，它具有简、便、验、廉、捷等特点。脐疗，这一古老的医术，在不断挖掘、搜集、整理的基础上，再结合现代医学的研究，一定会在治病、防病方面取得卓越成效。

## 第二节　历史沿革

脐疗法始于先秦时期，后经汉晋南北朝及隋唐时期的初步发展，金元至明清时期形成较为成熟的理论体系。随着中医事业的发展，到近、现代时期，脐疗法广泛受到中医学界和人们的高度关注。

### 一、脐疗法的萌芽阶段

脐疗法有着悠久的历史，它是在古代药熨、敷贴的基础上发展起来的。最早的脐疗是用手掌心或温热的物体敷熨脐，以此来治疗寒凝内积或饮食积滞之腹痛。根据民间传说及后世医籍的记载推测，脐疗法早在殷商时期开始应用。巫医太乙真人和彭祖创有太乙真人熏脐防病、治病法和彭祖蒸脐法。

### 二、脐疗法的形成阶段

从战国至秦汉，脐疗法已开始从初步运用逐渐转向了理论上的初步探索。成书于战国时期的经典著作《黄帝内经》《难经》对脐的论述颇多，其中有脐与十二经脉之间的联系，脐与五脏六腑之间的相互关系，以及脐的生理、病理、诊断、治疗和预后等，这为脐疗法发展提供了充分理论依据。

灸疗法产生具有地域性，根据《素问·异法方宜论篇第十二》中的描述可知灸疗法最早可能来自北方，通过灸热来治疗"藏寒"症。长沙马王堆汉墓·《五十二病方》的出土，更为脐疗法提供了文字证据，其中记载有"治齐（脐）法"，即在脐部填药、敷药、涂药等。

在此时期，虽有提及脐疗法，但并没有详细文字记载。虽然《内经》《难经》对脐部和灸法相关理论做了论述，但并没有针对脐疗的专门论述，且对脐疗法药物应用、临床适应症及禁忌症都没有详细论述，故仅可将此时期作为脐疗法的形成阶段。

## 三、脐疗法的发展阶段

1. 汉、晋、南北朝医家在《内经》《难经》理论论述基础上，不断对脐疗法进行发展、补充和完善。

东汉·张仲景《金匮要略·杂疗方第二十三》提及热尿、热泥土及暖车缸等，均可敷在"喝"人脐部，指出用此方法可以治疗热毒侵入所致暑厥，现多用此类疗法治疗寒症，《金匮要略》用以治疗热症，为临床脐疗法的应用提供借鉴。

两晋南北朝时期，脐疗法的临床应用进一步扩大，晋·皇甫谧《针灸甲乙经》记载："水肿、绝子等均可灸脐"。晋·葛洪《肘后备急方》、南北朝·陈延之《小品方》均提到隔盐灸。两晋南北朝时期，各医家在以前医理和医家经验基础上，进一步扩大脐疗法临床应用范围，并将其应用于卒中、腹痛、水肿、绝子及霍乱的临床治疗中。指出脐宜灸禁刺，并逐渐形成以灸法为主的操作方法。

2. 隋唐宋时期，脐疗法相关理论和临床应用均得到进一步发展，脐疗法种类和临床应用技术进一步扩充。

> 唐代·孙思邈《备急千金要方》中记载了灸脐法、涂脐法、敷脐法，摩脐法，并运用组方敷脐法对相应疾病进行治疗。孙思邈还创立用虾蟆粉脐、当归末和胡粉敷脐、东壁土敷脐、苍耳子粉脐、干蚵蟖虫末粉敷脐、车辖脂烧灰敷脐、蜂房灰敷脐、甑带灰和膏敷脐等药物和方法对疾病进行治疗。
>
> 唐代·王焘《外台秘要·卷第六》记载"霍乱心腹痛""小儿风脐"敷脐疗法。同时在书中，诸多脐疗法或前或后均附有方法的出处，疑其将其他书中疗效较为好用之法进行收录。
>
> 宋·《普济本事方》中记载治癃闭发作欲死，可用葱白熨脐，小便即通。
>
> 宋·朱肱《南阳活人书》采用葱白烘敷脐上治"阴毒腹痛，厥逆唇青卵缩，六脉欲绝者"。
>
> 宋·陈言《三因极一病证方论方》治中暑，蘸热汤敷脐中及气海。

可见在此时期，脐疗法从最初理论方法逐步应用于临床实践，应用的药物和治疗病症均进一步增加，但同时还应注意到，此时脐疗方法大多还处于一种较为简单应用水平上，需后世医家对其进行进一步补充。

## 四、脐疗法的完善阶段

金元时期，各医家医籍中脐疗法相关记载很丰富，在典籍中，脐疗法由以往单一灸法发展到多种灸法结合运用治疗疾病，以提高临床治疗效果，选用的药物进一步扩大，适宜病症也有所增加，同时还将脐疗法应用于急症治疗过程中。

此时期，较为有影响医著当属王怀隐等编著的《太平圣惠方》，此书集众民间实效验方而成，在编著过程中，每首方、药均经过众位医家反复考证，故方药选用精当，且多有良好的临床疗效。例如《太平圣惠方·卷第八十七》："治小儿五疳，瘦弱、毛发干焦、口鼻多痒，宜用麝香丸方。麝香（一分）、芦荟（一分）、蝉酥（一白豆许大）、皂荚（三寸烧为灰）、蛇蜕皮（五寸烧灰）、粉霜（一分）、蝙蝠（三分取血拌入药末）、朱砂（三分细研），上件药，都细研，以油熔蜡和丸，如小豆大，先以桃柳汤洗儿，后用药一丸，涂于脐中，上以醋面封之，良久，即虫出。黄白赤者易治，黑者难疗。"从中可以看出，此书收录的方药中明确指出各药物的剂量、炮制方法、运用方法及注意事项等。

同时期，另一本官修著作《圣济总录》对后世脐疗法的发展也有较大的影响，本书由赵信主持编修，书中收录众多敷脐方法，其中包括药物选用、脐疗方法选用、治疗适应症等内容。如《圣济总录·卷第九十五》："治小便不通，独蒜涂脐方：独颗大蒜（一枚）、栀子仁（三七枚）、盐花（少许），上三味捣烂，摊纸花子上，贴脐良久即通，未通涂阴囊上，立通。治小便不通，通脐法：上以白瓷瓶满盛水，以有字纸七重，密封瓶口，于患人脐内，用盐一捻，倒置瓶口，覆在脐上，偃卧，如觉大段冷，小便即通"；《圣济总录·卷第九十七》："治大便不通腹胀，摩脐方：杏仁（汤浸去皮尖双仁三七枚生用）、葱白（三茎去须叶细切）、盐（一分），上三味，同研如膏，每取如酸枣大许，涂手心，摩脐上三百转，须臾即利，如利不止，以冷水洗手即定。"此阶段，脐疗法主要应用于泄泻、霍乱、腹痛、腹满、小儿诸疾（如腹泻、脐部病患等）、大小便不通、便秘、口舌生疮、中风、中暑、昏迷等病症，且从医籍记载中可见，脐疗法的临床效果较好。

## 五、脐疗法的成熟阶段

明清时期，脐疗法得到广泛应用，有关脐疗法的相关文字典籍记载非常多，特别是清代，脐疗法的运用已经很成熟，可将其视为成熟阶段。

### 1. 明代时期：脐疗法的应用十分活跃。

明·李时珍在《本草纲目》中在收集宋以前脐疗法治疗疾病的基础上，还扩增了以五倍子研末填脐治疗盗汗、淋证、自汗、水肿；以黑牵牛等水调其末敷脐治疗夜啼；以萝卜贴脐治疗脱肛；以蓖麻子贴脐治疗阴脱等阴病，进一步扩大了脐疗适应症。明·张景岳·《类经图翼》和《景岳全书》中有许多关于隔物灸脐疗法的内容，并在相关篇中对脐部的生理重要性做了论述，举例说明各经脉与脐部的联系和重要作用。《类经图翼》记录治疗湿气肿胀，用甘遂、黑白丑研末后热敷脐上。该时期隔药物灸脐法已广泛应用到临床治疗中，且多种方法往往配合使用。明·李中梓《医宗必读》记载用独蒜、栀子、青盐捣末填脐并固封治疗小便不通。明·杨继洲·《针灸大成》虽有论述脐疗相关篇章，但内容及方法大多是对前代医家治疗经验的总结。

### 2. 清代时期：脐疗已得到了空前普遍的应用。

由清朝政府组织编写的大型医学丛书《医宗金鉴》中，明确指出神阙穴能"主治百病"，并用葱白捣烂加麝香少许敷脐，加以冷热刺激，治疗小便癃闭、点滴难出之证。清·赵学敏《串雅外编》中广泛搜集了民间走方医的治疗经验，其中便有不少脐疗验方，具有方简、效验的特点，至今仍被临床所沿用。清·陶承熹《惠直堂经验方》中记载诸多脐疗法，其中对熨脐法尤为重视，如描述了姜熨法、盐熨脐法、热水熨脐法等，同时将脐疗法应用于内、外、妇、儿科中。

清代诸多典籍中，影响最大的当属清代吴师机所著《理瀹骈文》，作为一部外科专著，其不仅对脐疗法的药物选择、方剂使用、用法用量、操各个方面均进行了详细的阐述，为脐疗的规范化应用做出了巨大贡献，而且进一步总结历代脐疗方法，对其进行整理分类，记载有涂脐法、敷脐法、贴脐法、纳脐法、填脐法、熏脐法、灸脐法及熨脐法等，并对相应验方和适宜病症进行总结扩充，治疗病症进一步扩大至内、外、妇、儿、皮肤和五官科等。如《理瀹骈文·略言》："膏药贴法……若脏腑，则视病所在，上贴心口，中贴脐眼，下贴丹田。"《理瀹骈文·续增略言》："中焦之病以药切粗末炒香，布包缚脐上为第一捷法；（炒香则气易透且鼻亦可兼嗅）如古方治风寒用葱姜豉盐炒热，布包掩脐上，治霍乱用炒盐，布包置脐上，以碗覆之，腹痛即止；治痢用平胃散炒热缚脐上，冷则易之；治疗黄疸把百部的根，放在脐上，用酒和糯米饭盖之，至口中有酒气为度；又用干姜、白芥子敷脐，以口辣去之。由此可知，由脐所入的酒，及辛辣之气味皆可藉由皮肤吸收，而循经口中。治疟用常山饮炒热缚脐上，其发必轻，再发再捆，数次必愈是也；此法无论何病，无论何方，皆可照用……又有熏脐、蒸脐、填脐法。（太乙熏脐法、附子填脐法）及布包轮熨等法"。《理瀹骈文》对于脐疗法的论述达300多处，使脐疗发展到了更臻于完善的境界，并形成了独特的理论体系。对脐疗法而言，是一次承前启后的较为全面的总结，是脐疗法成熟阶段最显著的标志。

# 第三节　作用机制

## 一、脐穴的生理特点

脐（即神阙穴）在腹部中央，是人体的一个重要的经穴，与经络有非常密切的关系，中医称之为十二经络之根、呼吸之门。神阙穴居脐中央，是全身361个穴位中唯一看得见、摸得着的穴位，其特殊性及与全身的广泛联系，是其他任何穴位无法比拟的，被称为"先天之结蒂，后天之气舍""五脏六腑之本，元气归藏之根。"也就是说"神阙穴"是经络之总枢，经气之汇海，能司管人体诸经百脉。当人体气血阴阳失调而发生疾病，通过刺激或施药于神阙穴，便有调整阴阳平衡、气血和畅的功能，收到祛邪治病之功效。

中医认为，脐与十二经脉相联，与脏腑相通。脐为先天之本，生命之本源。"脐者，肾间之动气也，气通百脉，布五脏六腑，内走脏腑经络，使百脉和畅，毛窍通达，上至泥丸，下至涌泉"。脐朝百脉，谓此一穴而系全身，为元阴元阳系结的部位。《大宝论》曰："生由脐带，脐接丹田，是为气海，即为命门也。先天之命门者，由此而受；后天之命门，由此而栽也；所以，人之盛衰安危，皆系于此。以其为生气之源，而气强则强，气衰则病。"脐通百脉、调阴阳、补气血、温脾肾、行强壮、培补元气。

脐又称"环谷"，是指脐与消化系统及下焦各脏器相关联。因为，脐与腹膜直接相连，与大肠、小肠、肝脏、脾、胃、胰等中、下焦脏腑的距离很近，自古以来不少医家常通过脐部给药来治疗中、下焦脏腑的各种疾病。

脐位于阴脉之海的任脉上，其位凹陷似井，为阴中之阴，又称老阴，八卦为坤。坤—五行属土，先天数为八，与人体脏器脾相对应，与胃相表里，故坤主人体消化系统。可见脐与人体消化系统关系密切。至今，民间仍流传着摩腹与摩脐来加强消化系统功能的锻炼方法。

## 肚脐与呼吸系统的关系

古人认为"先天之呼吸在脐，后天之呼吸在肺。"胚胎学的研究也证明了人在出生前，呼吸的功能是由脐带和胎盘共同承担的，并还执行着保护和营养胚体，排泄废物和产生激素的功能活动。我国古代气功和印度瑜伽功法均有记载，通过特殊的修炼方法，使修炼者的呼吸逐渐减弱到微乎其微的境界，由肺呼吸转为皮肤毛孔呼吸，随着功夫的加深，由皮肤毛孔呼吸转为脐呼吸，这个脐呼吸也称胎息，是功夫的一个层次，也是入静的较深阶段。胎息是练后天返先天的手段，是返朴归真，也是证明脐与呼吸系统关系密切的最有力的证据。

李时珍曰："脐者，人之命蒂也。以其当心肾之中，前直神阙，后直命门，故谓之脐。一点真元，属之命门丹田。"脐为"命蒂"，肾为"坎"。"坎"水之义也，肾属水脏，故曰坎。心为"离火"，心肾相交，水火既济。古人将脐看作是肾水与心火的天然混合区。脐属任脉，通督、冲、带脉。冲任督带与生殖及经带胎产密切相关，故脐与泌尿生殖系统关系密切。临床上常通过脐来治疗阳痿、遗精、早泄及月经不调、痛经、崩漏、带下、滑胎、不孕等症。

## 脐与精神神经系统的关系

《素问》曰："两精相搏谓之神"，从根本上揭示了"神"产生的原始机制。脐为神阙已暗示了脐与心的关系，"神"指人之元神，心主神志。"阙"为中门，神阙就是心之神气通行的门户之合称。而中医所称的神志病实为现代医学的精神神经性疾病。

目前医学证实，药物可穿透皮肤表面结构，而被人体吸收。脐在胚胎发育过程中，为腹壁最后闭合之处，表皮角质层最薄，屏障功能最弱，药物易穿透扩散，且脐下无脂肪组织，故渗透力强。脐皮肤除了具有一般皮肤所具有的微循环外，脐下腹膜还有丰富的静脉网，腹下动脉分支也通过脐部，可知药物在脐部扩散到静脉或腹下动脉分支，而进入体循环。脐动脉结构特殊（有研究指出，动脉粥样硬化患者的脐动脉壁没有胆固醇堆积），是药物能迅速被吸收的有利条件。除此以外，药物分子可通过脐部进入细胞间质，迅速弥散于血中，极少通过肝脏而免遭破坏，避免了药物经口服后经胃肠道消化液作用而药力削弱，同时减少药物对肝脏的不良反应，以及口服药对胃肠道的刺激和对消化功能的影响，并能充分发挥药效，提高药物利用率。有趣的是，有科学家用"黄金律"来测量人体，结果惊奇地发现，从肚脐到脚的长度，与肚脐到头顶长度的比值，恰好等于0.618，就是说，肚脐正位于人体的"黄金分割点"上。而现代科学研究表明，0.168在养生中起重要作用，所以"黄金分割点"应是调整人体功能的最佳作用点。实验研究也证明：通过药熨、艾灸等刺激，有助于调节人体神经系统及内分泌活动，尤其是能显著提高人体免疫功能，从而能起到扶正祛病、益寿延年之作用。

## 二、作用机制

❶ 经络传导作用：经脉是人体组织结构的重要组成部分，是沟通表里和上下的独特系统，内与五脏六腑相连接，外与皮肤肌腠、四肢百骸相连接。选用相应的药物敷脐，既可以对穴位进行刺激，又能够通过经络传导，让药物充分发挥功效，疏通经络，调理气血，补虚泻实，对脏腑的阴阳进行调理，使机体失调的状态慢慢趋于平衡，达到祛除疾病的目的。

❷ 局部皮肤透入作用：皮肤由表皮、真皮、皮下组织构成。如果药物能够透过表皮，就容易从真皮吸收到人体中去。主要是因为真皮中有90%是血管丰富的结缔组织，血液循环会将药物传输得很快。经过研究发现，脐在胚胎发育过程中是腹壁的最后闭合处，表皮角质层最薄，因此屏障功能较差，并且脐下没有脂肪组织，皮肤筋膜与腹膜直接相连接，渗透性很强，药物分子容易透过脐部皮肤的角质层，进入到细胞间质，然后进入到血液中，随着血液循环散布到全身。在脐穴上敷药的最大优点是，脐下腹膜有着丰富的静脉网，与门静脉相连接，从而让药物能够通过此捷径到达肝脏，提高药物利用度，避免对胃肠道造成影响。

❸ 神经调节作用：穴位及经络与神经末梢、神经束、神经节都有着密切的联系，因而通过药物对穴位的刺激，也将会对神经产生作用。有资料表明，对脐(神阙穴)不断地刺激，能够让脐部皮肤上的各种神经末梢进入到活动状态，从而促进人体的神经、体液调节作用，提高免疫功能，对各个组织器官的功能活动进行改善，调整自主神经功能，达到

防病、治病的目的。

**❹ 药物本身的治疗作用**：中医治病主要分为内治和外治两种，都是通过药物的药理作用，让其发挥调节人体阴阳、脏腑气血盛衰的作用。清代名医徐大椿对包括脐疗在内等外治方法的作用进行叙述时，曾经说道："汤药不足尽病，用膏贴之，闭塞其气，使药性从毛孔而入腠理，通经贯络，或托而出之，或攻而散之，较服药尤为有力。"现代医学也证明，药物敷脐，药物分子可以透过脐部皮肤的渗透和吸收作用，散布到人体中，通达全身。

## 三、脐疗法作用

| 1. 健脾和胃<br>升清降浊 | 脐疗可增强脾胃机能，使清阳得升，浊阴下降，以健脾止泻、和胃降逆。用于治疗胃痛、反胃、痞满、呕吐等。 |
| --- | --- |
| 2. 通调三焦<br>利水消肿 | 脐疗能激发三焦的气化功能，使气机畅通、经络隧道疏通，能促进代谢，缩减脂肪。用治小便不利、腹水、水肿、肥胖等。 |
| 3. 调理冲任<br>温补下元 | 冲为血海，任主胞胎，冲任督带与生殖及妇人的经、带、胎、产息息相关，故药物温脐可以调理冲任，理气养血，固经安胎。临床用于治疗妇女月经不调、痛经、带下、崩漏、滑胎、不孕及黄褐斑、面色萎暗等证以及男子阳痿、遗精、早泄。 |
| 4. 通经活络<br>行气止痛 | 脐通百脉，温热药贴脐后，能够通经活络、理气和血，达到"通则不痛"的目的。适用于治疗肠麻痹、痹症、手足麻木及诸酸痛证。 |
| 5. 敛汗固表<br>涩精补虚 | 脐疗能收敛人体的精、气、神、津，调节脏腑阴阳平衡，调整体质，使气血调畅，营卫通利，帮助入睡。临床常用于治疗自汗、盗汗、带下、久泻、梦遗、滑精、惊悸、失眠等。 |
| 6. 防病驻颜<br>养生延年 | 脐为先天之命蒂，后天之气舍，是强壮保健的要穴。脐疗可增强人体抗病能力，有活化细胞、润肤驻颜、紧致肌肤的作用。具有补脾肾、益精气、抗老驻颜之功。用于治疗虚劳诸疾、神经衰弱、不寐少眠、多梦烦躁等症，并能预防保健、回春延年。 |

# 第四节 创新及现代研究

随着现代科技发展，中医人拓展了脐疗治疗范畴，研制了中西医结合的新型脐疗药，对脐疗的作用机制进行了新的阐述，并与新的医疗设备相结合以提高脐疗效果。

## 一、治疗疾病范畴扩大

**❶** 化疗引起的腹泻：用诃子10g，肉豆蔻15g，炒艾叶10g，肉桂6g，公丁香10g。将上述药物研细后加云南白药粉4g混匀，以生菜籽油适量调合后敷于脐上，外用粘贴固定，每日换药1次。

**❷** 癌性疼痛：癌性疼痛是肿瘤常见并发症，目前治疗疼痛方法较多，配合中药可明显加强治疗疼痛效果。药用蜈蚣2条，白屈菜、徐长卿、川乌、延胡索各15g，麝香3g。以上诸药粉碎后研末，过筛，黄酒调匀成膏，敷于脐部，外用艾条灸脐部药物，每次2小时以上，灸后用伤湿止痛膏封闭固定药物，24小时一换，7天为一个疗程。

**❸** 肿瘤引起的便秘：肿瘤病人由于化疗导致自主神经功能紊乱，或用5-羟色胺受体拮抗剂止吐、或因用利尿剂、或由于胃肠蠕动及排空功能差，同时由于进食量减少，内脏神经功能紊乱，均易诱发便秘的出现。目前西医主要给予促进胃肠动力药及灌肠来治疗，长期使用效果不佳。药选大黄、厚朴两味药50°干燥后粉碎，过60目筛，按剂量分别取置适宜容器中，加入丙二醇及乙醇，搅成糊状，5g置于脐内，轻轻按压填满后，用胶布固定，24小时更换1次。

**❹** 化疗引起的呕吐、胃胀：恶心呕吐是化疗最常见早期毒性反应，严重呕吐可致脱水、电解质失调、衰弱及体重减轻，可能导致患者

拒绝接受有效治疗。顺氯氨铂及氮芥可引起剧烈恶心呕吐。现代医学治疗呕吐效果较好，但患者应用止吐药后胃部满胀不适。药用法半夏粉4g，姜汁7ml，调成糊状，取少量敷脐，外覆塑料纸胶布固定，每日换药一次。

**❺ 化疗后白细胞降低**：许多化疗药物可引起白细胞计数降低，白细胞减少患者可有乏力、头晕、低热、食欲下降，易造成呼吸系统及泌尿系统感染及出现顽固性口腔溃疡。选用干姜10g，肉桂10g，血竭5g，附片10g，当归5g，冰片2g，上药粉碎成细末，过筛后混匀，每次取3g药末置脐上，再用伤湿止痛膏外封固定，24小时一换，连用12天。

**❻ 糖尿病**：石膏5g，知母2g，生地、党参各0.6g，炙甘草、玄参各1g，天花粉0.2g，黄连0.3g，粳米少许。经提炼制成粉剂，放阴凉处保存备用。每次取药粉250mg，加盐酸二甲双胍40mg，混匀，敷脐，盖以药棉。胶布固定，每5～7天换药1次，每6次为1个疗程。用于治疗糖尿病有一定疗效。

**❼ 高血压**：①脐压散：胆汁制吴茱萸500g，龙胆草醇提取物6g，硫黄50g，醋制白矾100g，朱砂50g，环戊甲噻嗪175g。将上药混合研末，每次用药粉200mg左右，倒入肚脐窝内，药粉上覆盖棉球，外用胶布固定，每周更换1次，1个月为1个疗程。功能：疏肝解郁、降逆，主治高血压病Ⅰ～Ⅱ期。②降压散（《中医药物贴脐疗法》）：吴茱萸、川芎、白芷各30g。将上药研细末，过筛，取药末15g，以脱脂棉薄裹如小球状，填入脐孔内，用手向下压紧，外以纱布覆盖，胶布固定，每日换药1次，10天为1个疗程。功能：降血压，主治原发性高血压。

**❽ 癫痫**：芫花散（《中国灸法集萃》）：芫花100g，醋浸1天，明雄黄12g，胆南星20g，白胡椒10g，上药共为细末，取适量纳入脐中，使与脐平，覆盖后以胶布固定。功能：清热化痰、开窍，主治癫痫。

**❾ 痔疮**：荣昌肛泰贴可"贴肚脐，治痔疮"。

❿ 尿毒症：附子30g，生大黄30g，黄芪30g，益母草30g，车前子30g，生牡蛎30g，炒枳实10g。制成丸剂，每丸3g。用时以1丸敷脐，外用胶布固定，每3~4天换药1次，8周为1个疗程。

## 二、脐疗药物的发展

> **根据脐疗原理，加以发挥，将西药也应用于脐疗**

**1** 李忠学者用利眠宁2.5mg、双氢克尿噻5mg、地巴唑片4mg、复方利血平片0.6mg、硫酸镁1mg、淀粉25mg敷脐治疗高血压病1、2期。

**2** 将多塞平软膏作为脐疗药物治疗过敏性疾病。

## 三、脐疗法作用机制研究取得显著进展

贺振泉等提出"脐疗机制新解—经络筋膜说"，认为脐疗法的根本是筋膜联系，通过脐疗法可以进一步改善脏腑及组织生理活动和病理变化，最终起到防治疾病的目的。临床研究证实脐疗法具有温经散寒、消癥散结、祛寒除湿、温肾壮阳、益气扶阳及拔毒排脓等作用。梁伍等通过对现代脐疗法临床应用进行综述，认为药物敷脐疗法能提高机体免疫力、抗衰老、抗肿瘤、调节植物神经功能、改善微循环。

## 四、脐疗与现代医疗器械的结合

由于科技的发展，不但传统的针具制作手段越来越精密，而且诸如声、光、电等大量新技术与古老的脐疗法有机结合，产生出一些新的脐疗方法。如脐部磁疗法、脐部激光照射、电子灸疗仪灸疗脐部、脐部红

外照射法等。现在应用较多的是专用灸疗仪器和远红外治疗仪。近年来出现的一些科技含量较高、功能较多的灸疗器，可以在临床治疗中实现两种或两种以上方法的结合应用。可见祖国医学的脐疗方法极为丰富，值得进一步挖掘、整理、提高，加以利用。

## 五、脐疗技术的发展

脐部在古文献中是禁刺的，历代医家一直把脐之神阙穴列为禁针穴，并一直延续到现在的教科书中，认为"刺之令人恶疡溃，矢出者，死不治"。随着医疗卫生技术的发展，现代中医学认为，古人言不可针者，可能是由于古代针体粗、无可靠消毒方法等原因。在严格消毒的前提下，脐部是可以进行针刺治疗的，但应小心谨慎操作。目前有脐部针刺、脐部刺血、脐部穴位注射等疗法。

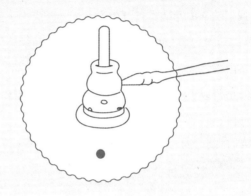

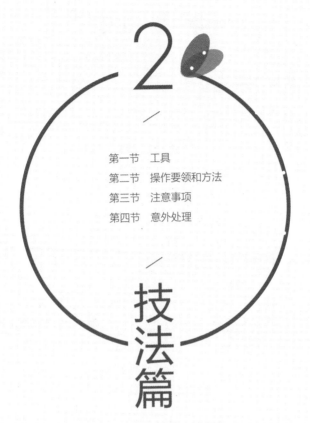

2

技法篇

# 第一节 工具

## 一、常用器具

| | | |
|---|---|---|
| 1. 治疗床； | 2. 无菌中单 | 3. 胶布或绷带、宽布或脐穴贴 |
| 4. 无菌纱布 | 5. 75%医用酒精或0.5%～1%碘伏； | |
| 6. 无菌棉签 | 7. 一次性手套 | 8. 艾条，艾炷 |
| 9. 酒精灯 | 10. 温灸器 | 11. 火罐 | 12. 镊子或止血钳 |
| 13. 无菌干棉球 | 14. 肚脐贴 | 15. 各种脐疗药 | 16. 屏风 |

## 二、火罐种类

1. 竹罐

竹罐是采用直径3～5cm坚固无损的竹子，制成6～8cm或8～10cm长的竹管，一端留节做底，另一端做罐口，用刀刮去青皮及内膜，制成形如腰鼓的圆筒，用砂纸磨光，使罐口光滑平整即可。

 **优点** 取材方便、制作简单、轻便耐用、便于携带、经济实惠、不易破碎；竹罐吸附力大，与小口径玻璃罐比较，吸附力具有明显优势；另外，竹罐疗法在应用时可放于煮沸的药液中煎煮后吸拔于腧穴或体表，即可通过负压改善局部血液循环，又可借助药液的渗透起到局部熏蒸作用，形成双重功效，加强治疗作用。

**缺点** 易燥裂漏气；且不透明，难以观察罐内皮肤反应，故不宜用于刺血拔罐。

## 2. 玻璃罐

玻璃罐由耐热玻璃加工制成，形如球状，下端开口，小口大肚，按罐口直径及腔大小，分为不同型号。

**优点** 罐口光滑，质地透明，便于观察拔罐部位皮肤充血、瘀血程度，从而掌握留罐时间，是目前临床应用最广泛的罐具。

**缺点** 导热快，易烫伤，容易破损。

## 3. 陶瓷罐

用陶土烧制而成，口底小，中间大，状如腰鼓。外涂黑釉或黄釉。适于火力排气。

**优点** 价格低廉，吸拔力大。

**缺点** 罐具较重，容易打碎。

## 4. 气罐

抽气罐为一种用有机玻璃或透明的工程树脂材料制成，采用罐顶的活塞来控制抽排空气，利用机械抽气原理使罐体内形成负压，使罐体吸附于选定的部位。

**优点** 抽气罐不用火、电，排除了不安全隐患且不会烫伤皮肤；操作简便,可普遍用于个人和家庭的自我医疗保健，是目前较普及的新型拔罐器。

**缺点** 吸附力小，无火罐的温热刺激效应。

## 三、艾炷、艾条

### 1. 艾绒备制

取陈艾叶经过反复晒杵，筛选干净，除去杂质，令软细如绵，既成为艾绒，方可使用。而艾绒又有两种，以上法炮制者为粗艾绒，一斤可得六七两，适用于一般灸法。如再精细加工，经过数十日晒，筛拣数十次者，一斤只得二三两，变为土黄色者，为细艾绒，可用于直接灸法。

### 2. 艾炷

艾绒做成一定形状之小团，多为圆锥状称为艾炷，艾炷燃烧一枚，称为一壮。艾炷之形状大小，因用途不同而各异。如用于直接灸，必须用极细之艾绒，一般如麦粒大，做成上尖底平、不紧不松之圆锥形，直接放在穴位上燃烧；用于间接灸法，可以用较粗之艾绒，做成蚕豆大或黄豆大，上尖下平之艾炷，放在姜片、蒜片或药饼上点燃；用于温针灸法则做成既圆又紧、如枣核之大小及形状。

### 3. 艾条

由艾绒卷材的棒状灸具。判断艾条的好坏主要依据艾绒的纯度。一般艾条的包装上会表明艾绒的等级，如艾绒等级为1:6，表明制成1千克艾绒，所需艾叶为6千克。等级越高，纯度越高，品质也越好。使用艾条灸时，点燃艾条在穴位或病变部位进行熏烤。

## 四、温灸器

❶ 特制的金属圆筒：外形分筒体和持柄两部分。筒体上下各有多数小孔，小孔可以通风出烟，下孔用以传导温热。内另有小筒一个，可置艾或药物燃烧。

❷ 新型的温灸器：应用供气球源源不断提供艾条焚烧所需的氧气，并且形成高压的药物气流向病灶部位、穴位深层冲透，可以直接进

行对药物气体热度的操控，并增设药物瓷碗，方便了施治用药，按病情需要可外加姜、蒜、药饼等，增强治疗作用，增设聚气防灼罩，使药物气体能在病灶部位、穴位聚留，提高疗效，防止灼伤，当停止温灸时，焚烧筒内火种自动熄灭。

## 五、敷脐药剂型

❶ 鲜药：鲜药是指鲜活的动、植物，洗净，或没有晾干、焙干的根茎类植物。常用的植物药如葱、姜、蒜、鲜石榴皮、鲜马蹄金、鲜艾叶、鲜青蒿等，捣烂成泥状，外敷脐；动物药如活螺肉、活蚯蚓、活蟾蜍、活鸡等，捣烂敷贴脐部。

❷ 散剂：散剂系指一种或多种药材混合而制成的粉末状制剂。散剂表面积大，因而具有易分散、奏效快的特点。此外，散剂制法简便，剂量可随意增减，易于固定，携带方便。中医临床脐疗法中散剂最常应用。

❸ 糊剂：指药物细粉与适宜赋形剂制成的糊状制剂，糊剂的外观与软膏相似。也可将其制成丸状或饼状。糊剂的应用是脐疗法的一大进步，赋形剂使药物分散性更好，易于有效成份的溶出、透皮和吸收。

| | |
|---|---|
| 酒调：可引药入经，另外酒在药物提取中常称为"万能溶剂"，对中、小分子量的植物成分均有很好的溶解性。 | 醋调：可引药入肝，醋遇生物碱类成分可以生成盐，使其水溶性大大增强。另外，醋酸又有一定的刺激性，具有促透皮作用。 |

汁调：是用鲜药榨汁，与其他药粉混匀，敷脐。常用姜汁、蒜汁、葱汁等辛辣刺激性的鲜药，既温中散寒，又有促透皮吸收作用。

| | |
|---|---|
| 水调：水是最方便、易得的溶剂，分散性好，无刺激性。 | 麻油调：药物作用持久，不易干结，并可清热。 |

蜂蜜调：药物不易干结，具有滋润作用，减少过敏。

❹ 膏剂：脐疗法所用的膏剂包括软膏剂、硬膏剂、浸膏剂。膏剂的应用使药物的利用和吸收均优于传统制剂。适宜基质使药物分散更加均匀，易于药物的释放，提高临床疗效。

> 软膏剂：指药物与适宜基质均匀混合制成的具有适当稠度的半固体外用制剂，根据基质组成不同，可分为油脂性基质、乳剂型基质和水溶性基质软膏。

> 硬膏剂：指将药物溶解或混合于黏性基质中制成的一类近似固体的外用剂型。硬膏剂比较适宜于皮肤其他部位或穴位给药，并不适宜脐部给药，因为它与脐窝内皮肤接触不良，透过率低。但是硬膏剂在脐疗法应用中常做固定材料。

> 浸膏剂：是指药物经水或乙醇提取，并浓缩至适宜密度的制剂。临床有应用，但由于其贮藏不便、流动性大、不易固定，所以报道很少。

❺ 栓剂：是指药材提取物或药粉与适宜基质制成供腔道给药的固体剂型。基质主要有可可豆脂、不饱和脂肪酸甘油酯、聚乙二醇类、泊洛沙姆等，与药物融合制成适合于脐窝大小的剂型，外部用防渗圈和贴敷材料固定。目前这种制剂是最适宜于脐中穴给药的剂型，因其大小、重量可适应药物调整；熔化温度、稠度可调，室温时具有适宜的硬度，不碎裂，遇体温软化或融化，使药物能够释放；可选择各种促透皮吸收剂与基质融合，提高促透皮作用；药物的缓、控释技术能够在此剂型中应用；此外还具有剂量准确、使用方便、易于包装与运输等优点，是最适宜的脐部给药剂型。此方面的研究文献虽报道不多，但在临床应用中已显示出了很大的发展潜力

❻ 其他传统剂型：饼剂、锭剂、丸剂等，指药物细粉与适量黏合剂制成规定形状的固体剂型。该剂型携带方便，稳定性好。但是，脐疗法临床应用时，多用适当的溶剂或基质调和。

# 第二节 操作要领和方法

## 一、敷脐疗法

敷脐疗法是用药末或用生药捣研后(或兑入不同性质的液剂，摊成饼状、糊状、膏状等剂型)直接敷于脐上，使药效由局部到达内脏从而起到防治疾病目的的脐疗法。临床实践也证明，药物制成糊状填敷，其疗效要优于粉末状。此外，用闭式敷料(如用胶布固封)可促进药物吸收。

### （一）操作过程

❶ 本法一般在室内进行，要求室内温度适宜，空气流通，清洁卫生。

❷ 治疗前先用75%医用酒精或0.5%~1%碘伏棉球按常规消毒法对脐及周围皮肤消毒，以免发生感染。

❸ 术者消毒：医者双手可用肥皂擦拭，后用水清洗干净，再用75%医用酒精棉球擦拭。

❹ 根据治疗需要选取适当的剂型（散剂、膏剂、糊剂、丸剂等），视病情分别采用水、酒、醋、油、生姜汁、蜜等调匀敷脐，或新鲜的植物茎叶、根茎捣碎，制成药饼，直接或烘热敷脐上。

❺ 取仰卧位，充分显露脐部，用药后外敷纱布或胶布贴紧，也可用宽布带固定，覆盖于脐部，或将药直接放入布袋内，以防药物脱落。

❻ 敷药时间频次：一般贴敷4~6小时去除或每日更换，或隔日更换，连续贴敷7~10次为1个疗程，多连用3个疗程。每疗程间可停2~3日，以减轻脐部皮肤刺激。

（二）分类操作

**❶ 填法**：将药物填于脐内，并以胶布固定。多用散剂或丸、丹剂，用药部位仅限于神阙穴内。

**❷ 敷法**：将鲜药（一般用植物药或虫类药）捣烂敷于脐部，或将干的药末用水、蜂蜜、酒、唾液等调和成膏状敷于脐部，然后用敷料覆盖，并用胶布固定。也可直接用具有发散作用的麝香壮骨膏等固定，对膏药过敏的患者可用肤疾宁贴膏代替。为了防止药物干结，增加药物作用时间，可以在药物外面敷上一层塑料薄膜或油纸。用药部位可不局限于脐孔内，较填法范围大。

**❸ 覆法**：将用量较多的药物捣烂或研末或调糊膏，覆盖在脐部及其周围，用药部位较大。其外用敷料及胶布固定。

**❹ 涂法**：将药汁、药膏、药稀糊等涂抹于脐部。其外可用敷料、胶布固定，也可以晾干。

**❺ 滴法**：将药汁（药物水煎取汁或鲜药捣烂取汁，或用水等）根据病情需要温热或冰凉后，一滴滴徐徐滴入脐内。

**❻ 熨法**：将药物切粗末炒热布包，趁热外熨脐部。或将温热物体熨敷在药物或布帛上，借温热之力使药力透入脐腹内。

**❼ 贴法**：将药物制成膏药贴于脐部，使用前应加热软化，待温度适中后敷贴在脐部。亦可用当代的膏药新剂型，如麝香壮骨膏、巴布贴剂等直接敷贴脐部。

**❽ 掺法**：将少许药物研细末掺于膏药上，外敷于脐部。多用黑膏药掺用药末敷贴脐部。

## 二、灸脐疗法

利用燃烧某些材料产生的温热，或利用某些材料直接与皮肤接触来刺激脐部以防治疾病的脐疗法。

## （一）操作过程

| 1 本法一般在室内进行，要求室内温度适宜，空气流通，清洁卫生。 | 2 术者消毒：医者双手可用肥皂擦拭，后用水清洗干净，再用75%医用酒精棉球擦拭。 |
| --- | --- |
| 3 患者取仰卧位，暴露脐部。 | 4 采用艾炷灸、艾条灸或隔物灸。 |
| 5 艾灸过程中注意患者反应。 | 6 艾灸结束后，静卧15~20分钟，再起身离床。 |

## （二）分类操作

❶ 温和灸：手持艾条，点燃一端，对准脐部，距皮肤约2~5cm处进行熏灸。以局部有温热感而无灼痛为宜，灸至皮肤稍起红晕为度。一般灸7~15分钟。

❷ 雀啄灸：点燃艾条一端，对准脐部，接近皮肤，待有温热感后再提高，一起一落往返移动如鸟雀啄食般，致皮肤潮红为度。一般可灸2~5分钟。

❸ 回旋灸：点燃艾条一端，与脐部保持一定距离（5~10cm），使艾卷均匀左右移动或来回旋转移动施灸。一般可灸7~15分钟。

❹ 艾炷灸：脐部涂擦少许凡士林，将大小适中的艾炷放于脐部（或隔草纸再放置艾炷），点燃，当艾炷燃剩2/5，患者感到微微灼痛时，可易炷再灸。一般以皮肤红晕而不起疱为度。

❺ 隔物灸：先在脐部或脐内放置药物或盐、姜、葱、附子饼等物质，再放艾炷或艾条灸之，即艾炷与脐之间有药物间隔。

### 隔姜灸

将鲜姜切成直径3~4cm，厚约0.2~0.3cm的薄片，中间用三棱针扎针孔，然后将姜置于脐上，再将艾炷放在姜片上施灸。灸完所需壮数，以皮肤红晕不起疱为度。

### 隔盐灸

将纯净的食盐填敷于脐部，或于盐上再置一薄姜片，上置艾炷施灸。

### 隔药灸

将药物研成细末，直接敷于脐部或将药末调和成饼状或糊状后敷于脐部，再放置艾炷施灸，借艾炷热力助药物吸收。

### 隔蒜灸

将鲜大蒜头，切成厚约0.2~0.3cm的薄片，中间用针刺数孔，或直接将鲜蒜捣烂如泥，置于脐上，然后将艾炷放在蒜片或蒜泥上施灸，艾炷燃尽后，易炷再灸。

❻ 蒸脐法：以温开水调和面粉制成面圈（约长10cm、直径1.5cm），将面圈绕脐1周，先取少量冰片置于脐部，也可用其他如麝香等帮助吸收的药物，再将制好的药末填满脐部，将大艾炷(艾炷大小与面圈内径相同，约直径2.0cm、高1.5cm。根据患者肚脐的大小可有所不同)置于药末上，连续施灸，约3小时，可向药面中稍加水，使药物在艾炷的作用下更容易被吸收。

❼ 温灸器灸：将艾条或艾绒加工后放入专门制作的温灸器，置于脐部熨灸。在脐部放置温灸器。点燃3~5cm长的艾条段2~3段或艾团(须预先捏紧)3~5团，对准穴位放在铁窗纱上，盖好封盖，要留有缝隙，以使空气流通，艾段燃烧充分。封盖用于调节火力、温度大小。一般而言，移开封盖，可使火力增大、温度升高；闭紧封盖，使火力变小，温度降低。以保持温热而无灼痛为宜。如合盖闭紧，患者仍感觉灼痛时，可将盒盖适当移开，以调节热度。待艾条燃尽后将盒子取走即

可。灸材除用艾条外，尚可在艾绒中掺入药物进行灸治；亦可先在穴区贴敷膏药或涂敷药糊等，行隔物灸法。温灸器灸，每次约治疗20～30分钟。每日1～2次，一般7～10日为1个疗程。

❽ 熨灸：将艾绒平铺于脐部，再盖几层布，用熨斗在上面熨之，可发挥热熨及艾的双重作用。

❾ 日光灸：将艾绒平铺在脐腹部，在日光下曝晒的方法，既有日光浴，又有艾的作用。

❿ 天灸：又名自灸，近代称为发疱疗法。是用对皮肤有刺激性的药物敷贴脐部，使局部充血、起疱有如灸疮，以其能发疱如火撩，故名曰灸。常用的药物有：白芥子、吴茱萸、甘遂、蓖麻子、蒜泥等。

## 三、脐部拔罐法

古称角脐法，是通过罐内负压，使被拔的脐部皮肤充血、瘀血，以达到防治疾病目的的脐疗法。

（一）操作过程

❶ 暴露脐部，薄薄涂上凡士林油膏。

❷ 用血管钳夹取95%酒精棉球，点燃。

❸ 左手持罐，罐口向下，右手持燃有酒精棉球之血管钳，迅速伸入罐内绕一圈，立即抽出，同时将罐叩按在所选部位上。

❹ 待罐内皮肤隆起并呈红紫现象，留置10～15分钟。

❺ 起罐时，左手按住罐口皮肤，右手扶住罐体，空气进入罐内，火罐即可脱落。

（二）分类操作

**❶ 闪火法：** 用止血钳或镊子等夹住95%乙醇棉球，一手握罐体，罐口朝下，将棉球点燃后立即伸入罐内摇晃数圈随即退出，速将罐扣于脐部。此法比较安全，最为常用。

**❷ 投火法：** 将易燃软质纸片(卷)或95%乙醇棉球点燃后投入罐内，迅速将罐扣于脐部。

**❸ 贴棉法：** 将直径1～2cm的95%乙醇棉片贴于罐内壁，点燃后迅速将罐扣于脐部。

**❹ 架火法：** 用不易燃烧和传热的物体，如瓶盖、小酒盅等，置于脐部，然后滴入95%酒精，或放入一酒精棉球，用火点燃后，迅速将罐扣于脐部。

**❺ 水罐法：** 一般是先用5～10枚完好无损的竹罐，放在锅内，加水煮沸，用镊子将罐口朝下夹出，迅速用凉毛巾擦去罐口沸水并紧扪罐口，立即将罐扣在脐部。

**❻ 抽气法：** 先将备好的抽气罐紧扣在脐部，用抽气筒将罐内的空气抽出，使之产生所需负压，即能吸住，此法适用于任何部位拔罐。

**❼ 闪罐法：** 罐具吸拔于施治部位后，手握罐体快速外拔发出声响，以不留痕迹为宜，反复吸拔多次，至皮肤潮红。

**❽ 留罐法：** 将罐吸附在体表后，使罐子吸拔留置于施术部位一段时间，一般留置5～10分钟

**❾ 起罐法：** 起罐亦称脱罐。用一手拿住火罐，另一手将火罐口边缘的皮肤轻轻按下，或将火罐特制的进气阀拉起，待空气缓缓进入罐内后，罐即落下。切不可硬拔，以免损伤皮肤。若起罐太快，易造成空气快速进入罐内，则负压骤减，易使患者产生疼痛。

**注** 1. 病情轻，慢性发作者，治疗时间可短；病情重，急性发作者，时间则要长。

2. 实者泻之—不留罐法；虚者补之—留罐法；平补平泻—闪罐法。

## 四、按摩脐部法

运用推拿手法如揉、摩、按等刺激脐部，以防治疾病的脐疗法。

**揉脐法**

用拇指指端，或食指、中指或掌根部按附于脐部或脐周，做轻柔和缓的回旋揉动。顺时针为泻，逆时针为补。常和按法组合应用，按揉脐部。

**摩脐法**

用手掌掌面或食指、中指、无名指指腹附着于脐部或脐周围，以腕关节连同前臂做环形的有节律的抚摩，摩动时要和缓协调，每分钟30～120次。补泻依然是顺时针为泻，逆时针为补。

**按脐法**

用拇指或食指或中指的指腹部向下垂直按压脐部或脐周围，以有酸、胀、痛为度，一按一放，有节奏地按压100～300次。操作时药紧贴体表，不可移动，用力要由轻而重，不可骤然发力。

# 第三节 注意事项

## 一、敷脐注意事项

❶ 脐疗前仔细询问患者病史，有皮肤过敏者，不宜采用刺激性较强的药物；

❷ 本法宜在室内进行，注意保暖，以免患者受凉，体虚者、老年

人、小儿尤应注意；

❸ 脐部皮肤娇嫩，如药物刺激性较强，宜在用药或治疗前先在脐部涂一层凡士林，小儿尤应注意；

❹ 本法用于小儿时应妥善护理，嘱其不能用手搔抓或擦拭，以防敷药脱落。同时小儿肌肤娇嫩，不宜使用剧性药物，贴药时间也不宜过久；

❺ 用药后宜用消毒纱布、蜡纸、宽布带盖脐，外以胶布固封，个别患者会对胶布等过敏，可改用绷带或宽布；

❻ 由于脐疗药物吸收较快，故用药开始几天个别患者（尤其用走窜或寒凉药时）会出现腹部不适或隐痛感，一般几天后可自行消失，不必紧张；

❼ 脐疗验方中有一些有毒、峻烈的药物，如巴豆、甘遂等应在医师的指导下使用；

❽ 通常用药剂量不宜过大，更不应长期连续用药。治疗轻症，病愈则去药；慢性病或预防保健宜间断用药，一般1~2天换药一次，需用药3次以上者，每两次用药之间要间歇3~7小时，每个疗程可休息3~5天。

❾ 治疗中出现不良反应，如疼痛、过敏反应、病情加重等，应立即去药；

❿ 辨证用药方能提高疗效；

⓫ 久病体弱及有严重心脏病患者，用药量不宜过大，敷药时间不宜过长，病愈即去药，最好在医生指导下用药；

⓬ 对急症、急性病，在未确诊前不宜敷脐止痛，以免延误病情，确诊后再采取相应治疗措施；

⓭ 月经期慎用。

## 二、灸脐注意事项

❶ 本法宜在室内进行，注意保暖，以免患者受凉，体虚者、老年

人、小儿尤应注意；

**②** 刚吃完饭或空腹不宜灸脐；

**③** 月经期慎用；

**④** 艾灸不可离脐部太近，否则易烫伤；

**⑤** 施灸时一定要注意防止落火，尤其是用艾炷灸时更要小心，以防艾炷翻滚脱落。用艾条灸后，可将艾条点燃的一头塞入直径比艾条略大的瓶内，以利于熄灭；

**⑥** 要注意保暖和防暑：因施灸时要暴露部分体表部位，在冬季要保暖，在夏天高温时要防中暑，同时还要注意室内温度的调节和开换气扇，及时换取新鲜空气；

**⑦** 很多人艾灸之后会口渴，这是正常现象。艾灸前最好喝一杯温水，水温应高于体温。艾灸后可以喝红糖水或温开水，不要喝菊花茶等寒凉性质的饮料，否则会影响艾灸的效果；

**⑧** 施灸后不要立即用冷水洗手或洗澡，如果要洗澡最好20～30分钟后洗热水澡；

**⑨** 艾灸时注意患者反应，一旦出现头晕、眼花、恶心、面色苍白、心慌、汗出等，甚至发生晕倒，要立即停灸。

## 三、脐部拔罐注意事项

**①** 罐具消毒，做到一人一罐；

**②** 拔罐时，室内需保持20℃以上的温度。最好在避风向阳处；

**③** 根据拔罐目的及作用，选择大小适宜的火罐。拔罐动作需稳、准、快，点燃之棉球切勿烧烤罐口，以免烫伤皮肤；

**④** 拔罐前应仔细检查罐口是否光滑，罐体有无裂痕，以免损伤皮肤，或中途罐体破裂、漏气；

**⑤** 留罐期间，应为患者加盖衣被以免受凉。并应观察罐内皮肤隆

起程度及皮色变化，既要防止吸力不够，火罐脱落，影响疗效，又要避免因拔罐时间过长、吸力过大而出现较大水疱；

⑥ 拔罐期间应密切观察患者的反应，若出现头晕、恶心呕吐、面色苍白、出冷汗、四肢发凉等症状，甚至血压下降、呼吸困难等情况，应及时取下罐具；

⑦ 过饱、过饥、过渴、醉酒等均应慎用拔罐疗法。饱腹、空腹都不宜操作；

⑧ 夏季拔罐要擦干汗液，别让汗液影响火罐的吸附。春、秋、冬季要润滑罐口，保护皮肤不受伤；

⑨ 拔罐时间不要过长，正确的拔火罐时间应该是在10～15分钟。如果是身体不太好的老人或小孩，时间要减半。大罐吸拔力强，可适当缩短时间；

⑩ 拔罐后不要马上洗澡。正确的洗澡时间是在拔罐后的1～2小时。拔罐后注意保暖，洗澡水的温度要稍高一些；

⑪ 拔罐后，需要盖好被子，不要着凉，休息15～20分钟。多喝一些热水，不要马上出门。

## 四、禁忌

- 处在怀孕期、哺乳期、月经期的女性禁用；
- 对相应药物过敏者禁用；
- 脐部皮肤有炎症、破损、溃烂者禁用；
- 患有肺结核及各种传染病，不宜拔罐；
- 严重心血管疾病、血压过高者、体质特别虚弱者慎用；
- 精神分裂症、抽搐、高度神经质及不合作者禁用；

- 腹部手术2个月内者禁用；

- 产后3个月内禁用；

- 内脏出血者，患有白血病、血小板减少等血液性疾病者禁用；

- 六岁以下小孩禁用拔罐和艾灸疗法。

# 第四节　意外处理

## 一、过敏反应

❶ 对胶布过敏：去掉胶布，改用宽布或绷带，过敏的局部外涂糖皮质激素类软膏，严重者加服抗组胺药物。

❷ 对药物过敏：敷药后出现局部红肿、痒痛等过敏现象，可揩去药物，局部外涂糖皮质激素类软膏，严重者加服抗组胺药物。如出现头晕、胸闷、恶心呕吐、肢体发软、冷汗淋漓，甚者可出现瞬间意识丧失等，应立即去除药物，清理干净，使着宽松衣物，平卧，注意血压、心率变化，可口服抗组胺药物，严重者按过敏性休克处理。

## 二、局部起水疱

❶ 小水疱：任起自然干燥吸收；

❷ 大水疱：外涂碘伏消毒后，行疱液抽取术，无菌纱布包扎；

❸ 水疱破溃：消毒后，外涂抗生素软膏。

## 三、腹泻

**1** 如药物寒凉所致，更改药物；

**2** 如因受凉所致，注意保暖。

## 四、烫伤

**1** 红斑：外涂烫伤膏；

**2** 起水疱：碘伏消毒后，行疱液抽取术，外涂抗生素软膏，无菌纱布包扎。

## 五、晕灸、晕罐

> **晕灸**
>
> 头晕、眼花、恶心、面色苍白、心慌、汗出等，甚至发生晕倒。处理：立即停灸，并躺下静卧；再加灸足三里，温和灸10分钟左右。

> **晕罐**
>
> 拔罐期间应密切观察患者的反应，若出现头晕、恶心呕吐、面色苍白、出冷汗、四肢发凉等症状，甚至血压下降、呼吸困难等情况，应及时取下罐具，将患者仰卧位平放，垫高头部。轻者可给予少量温开水，重者针刺人中、合谷。

## 参考文献

[1] 贾红玲. 中医脐疗的文献研究[D]. 2010年，3-9.

[2] 张永臣，贾红玲，王秀英. 脐疗法的渊源与发展[J]. 中华中医药学刊，2009，27(9):1843-1844.

[3] 杨剑波. 论敷脐疗法及其机理[J]. 中华中西医学杂志，2006，4(8):46-47.

[4] 葛湄菲，陈爱本. 浅谈脐疗的作用机理及辨证用药[J]. 青岛医药卫生，1998，3(1):37.

[5] 赵振宇，李梅. 脐疗法的作用机理及在皮肤病治疗中的应用[J]. 天津药学，2008，20(3):54-56.

[6] 林黄果. 脐疗作用探析[J]. 中国民间疗法，2006，14(3):9.

[7] 温木生. 论脐疗的治疗效应与机理[J]. 医学研究荟萃，2002，15(2):27.

[8] 李洪文. 中药敷脐治疗恶性肿瘤化疗后腹泻31例[J]. 中国中医急症，2003，12(1):77.

[9] 黄金昶，汪飞. 脐疗在肿瘤治疗中的应用[N]. 中国中医药报，2006，10，12：6 版.

[10] 龚艳，李凤娇. 穴位按摩配合中药敷脐治疗血液肿瘤患者化疗后便秘的观察[J]. 江西医药，2017，52(10):1065-1067.

[11] 赵淑丽，刘维虔，李为朋. 脐疗治疗恶性肿瘤化疗后气阴两虚型恶心呕吐的临床研究[J]. 中国医药导报，2015，12(4):126-128.

[12] 王慧杰. 脐疗升白散治疗放疗致白细胞减少症183例[J]. 新中医，2004，36(6):38.

[13] 李忠. 糖尿病脐疗法[J]. 辽宁中医杂志，1986，11:35.

[14] 宁选. "脐压散"治疗高血压病116例[J]. 新中医，1981，3:33.

[15] 孙淑玲. 中药肾疏通敷脐治疗尿毒症的临床观察[J]. 中国中西医结合杂志，1997，17(7):433.

[16] 李忠. 药物敷脐治疗高血压病[J]. 上海中医药杂志，1983，1:27.

[17] 施志明，张为. 多塞平乳膏敷脐治疗慢性荨麻疹疗效观察[J]. 中国中西医结合皮肤性病学杂志，2003，2(1):54.

[18] 贺振泉，张进，陈文华，等. 脐疗机制新解—经络筋膜说[J]. 实用医学杂志，2005，21(18):2099-2010.

[19] 梁伍，袁碧仪. 敷脐疗法的临床应用现状与思考[J]. 中医研究，2009，8:61-64.

[20] 田明，周忠光，范越，等. 脐疗法的药剂学研究进展[J]. 中医药信息，2008，25(4):9-11.

[21] 张明庆. 基于古今文献的脐疗法应用规律及操作规范研究[D]. 2009年，5-10.

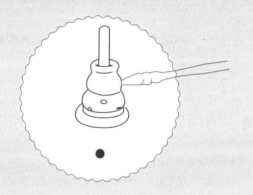

3

临床篇

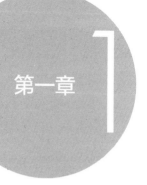

# 第一章 1 细菌性皮肤病

## 第一节 疖（疖与疖病）

### 一、定义

疖是一种生于肌肤浅表部位，以局部红、肿、热、痛，突起根浅，肿势局限，脓出即愈为主要表现的急性化脓性疾病。古代文献以形态特征、发病时令和部位分别命名，如"热疖""恶疖""软疖""时毒暑疖""蝼蛄疖""发际疮""坐板疮"等。本病相当于西医的"疖""皮肤脓肿""头皮穿凿性脓肿"及"疖病"。（图1-1-1）

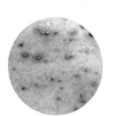

图1-1-1 疖

### 二、病因病机

本病多因情志内伤，肝经郁热，或饮食不节，脾失健运，湿热内蕴，外溢肌肤而生；或感染毒邪，湿热火毒蕴结于肌肤而成。本病初期以湿热火毒为主，后期属正虚血瘀兼夹湿邪为患。

## 三、诊断要点

**❶** 夏季多见。

**❷** 好发于头面、颈项、背及臀部。

**❸** 皮损为发生于毛囊及毛囊周围的炎性丘疹或结节，鲜红色，圆锥状，中心有脓栓。

**❹** 局部常伴疼痛及压痛，临近淋巴结可肿大、压痛。

**❺** 如有发热等全身症状，常伴有白细胞总数及中性粒细胞增高。

## 四、辨证论治

### 热毒蕴结证

 **证候** 轻者疖肿只有1~2个，多者可散发全身，或簇集一处或此愈彼起；可伴有发热、口渴、溲赤、便秘；苔黄，脉数。

 **治则** 清热解毒。

**疗法** **❶** 敷脐疗法

（1）取鲜杏香兔耳风一株，去除茎叶，根洗净后加少许食盐，捣烂敷肚脐处，面积以覆盖脐眼即可，塑料薄膜覆盖，胶布固定，令患者卧床1小时后，即可去除。如无鲜杏香兔耳风，干根可加适量水捣烂同样有效。每日一次，7次为1个疗程。

（2）将蒲公英、野菊花捣碎，敷脐，用纱布覆盖胶布固定，隔4~6小时后去掉，每次贴敷完取药时观察脐部皮肤变化，注意有无皮损或过敏现象，及时处理。每天1次，7次为1个疗程。

❷ 神阙穴拔火罐法　患者仰卧，将酒精棉球点燃迅速投入罐内，随即取出，乘势将罐扣在脐部（神阙穴），罐子拔住后，立即起下，反复吸拔多次，至皮肤潮红为止。1日1次，3次为1个疗程。

❸ 脐部按摩　患者平卧，充分暴露腹部，取神阙穴，术者肘部悬空，拇指指腹紧贴患者脐部，有节律地连续屈伸拇指指间关节，同时做小幅度的顺时针旋转，对深部组织产生较强的振动按揉，按摩1分钟，休息1分钟，反复3次。

## 暑湿浸淫证

**证候**　发于夏秋季节，以儿童及产妇多见；可伴有发热、口渴、溲赤、便秘；苔薄腻，脉滑数。

**治则**　清暑解毒利湿。

**疗法**　❶ 敷脐疗法　金银花、连翘、香薷、扁豆等量研末，麻油调糊，敷于脐部4~6小时，每日1次，7次为1个疗程。

❷ 神阙穴拔火罐法　患者仰卧，将酒精棉球点燃后迅速投入罐内，随即取出，乘势将罐扣在脐部（神阙穴），罐子拔住后，立即起下，反复吸拔多次，至皮肤潮红为止。每日1次，3次为1个疗程。

❸ 脐部按摩　患者平卧，充分暴露腹部，取神阙穴，术者肘部悬空，拇指指腹紧贴患者脐部，有节律地连续屈伸拇指指间关节，同时做小幅度的顺时针旋转，对深部组织产生较强的振动按揉，按摩1分钟，休息1分钟，反复3次。

# 体虚毒恋证

**证候** 常见于体质虚弱或有些慢性病患者，疖肿常此愈彼起，不断发生，或散发全身各处，疖肿较大，易变成有头疽；常伴口渴唇燥；舌红，苔薄，脉细数。

**治则** 益气扶正解毒。

**疗法** ❶ 敷脐疗法　黄芪解毒汤（黄芪、金银花、连翘、板蓝根、生地等量研末），麻油调糊，敷脐。每日换药1次，7次为1个疗程。

❷ 脐部按摩　患者平卧，充分暴露腹部，取神阙穴，术者肘部悬空，拇指指腹紧贴患者脐部，有节律地连续屈伸拇指指间关节，同时做小幅度的逆时针旋转，对深部组织产生较强的振动按揉，按摩1分钟，休息1分钟，反复3次。

## 五、按语

疖相当于西医的疖或疖病，是毛囊深部及周围组织的化脓性炎症。疖多为单发，若数目较多且反复发生，经久不愈，则称为疖病。西医认为是金黄色葡萄球菌感染引起，疖病患者多存在免疫力低下、长期饮酒、中性粒细胞功能障碍等。中医认为本病是暑湿或热毒蕴结肌肤所致。《外科理例》谓："疖者，初生突起，浮赤无根脚，肿见于皮肤，止阔一二寸，有少疼痛，数日后微软，薄皮剥起，始出青水，后自破脓出。"本病多发于夏秋季节，突起根浅，肿势局限，焮红疼痛，范围多在3cm左右，易肿，易溃，易敛。予清热解毒利湿药物敷脐可祛除湿热毒邪；拔罐可祛湿热。皮疹初起时可予鲜杏香兔耳风捣烂敷脐以清热解凉血；如皮疹红肿热痛明显，予蒲公英、野菊花捣烂敷脐可清热解毒，消肿止痛。如兼有暑热征象如口渴、胸脘痞闷、心烦、苔黄腻者予双花、连翘、香薷、扁豆研末敷脐以清暑解表、利湿解毒。热毒蕴结证和暑湿浸淫证均可应用脐部火罐疗法以清泻湿热。病久，反复发生者多为气血不足，邪毒久恋所致，故予黄芪解毒散敷脐以益气扶正、祛邪解毒。各证型均可配合脐部按摩，顺时针可驱邪外出，逆时针可补益气血。

## 六、注意事项

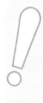

- 按摩脐部时，注意术者术前剪短指甲，术中指腹与脐部的位置不能相对移动，以防损伤脐部皮肤；

- 幼儿不宜应用火罐，以免烫伤；

- 治疗患儿时，不宜使用剧性药物，贴药时间也不宜过久；

- 神阙穴拔罐应留意，火焰避免碰到罐口，以免烫伤。罐内的负压不宜过大，拔罐时间不宜过长，最好选择负压罐，由于负压罐可轻易调整负压，而且不易烫伤皮肤；

- 脐部敷药后注意局部皮肤是否有过敏反应如痒、起红斑、丘疹、水疱等。

# 第二节 丹毒（急性网状淋巴管炎）

## 一、定义

丹毒是皮肤突然发红、色如涂丹的一种急性感染性疾病。古代文献中称之为"丹疹""丹瘰""天火"。西医也称丹毒，又称急性网状淋巴管炎。（图1-2-1）

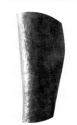

图1-2-1 丹毒

## 二、病因病机

总由血热火毒为患。但因所发部位、经络不同，其火热和所兼挟之邪稍有差异。凡发于头面部者，多挟有风热；发于胸腹腰胯部者，多挟有肝脾湿火；发于下肢者，多挟有湿热；发于新生儿者，多由胎热火毒所致。

## 三、诊断要点

**❶**

起病急骤，常伴有畏寒、高热等全身症状。

**❷**

好发于小腿及面部。

**❸**

皮损为界限清楚的水肿性鲜红色斑，局部皮温高，有疼痛及压痛，一般不化脓。所属淋巴结可肿大，有压痛。

**❹**

白细胞总数及中性粒细胞计数多升高，可出现核左移和中毒颗粒。

## 四、辨证论治

### 风热毒蕴证

**证候** 皮损发于头面部，皮肤焮红灼热，肿胀疼痛，甚至发生水疱，眼胞肿胀难睁。伴恶寒发热，头痛。舌红，苔薄黄，脉浮数。

**治则** 疏风清热解毒。

**疗法** ❶ 敷脐疗法

（1）将蒲公英、野菊花捣碎，敷脐，用纱布覆盖，胶布固定，隔4～6小时后去掉，每次贴敷完取药时观察脐部皮肤变化，注意有无皮损或过敏现象，及时处理。每天1次，7次为1个疗程。

（2）菊花、连翘、生地、黄连、柴胡、牡丹皮、花粉、山慈菇、决明子等，用麻油或蜜调成膏状。敷于神阙穴，每日更换一次，7次为1个疗程。

❷ 神阙穴拔火罐法 患者仰卧，将酒精棉球点燃后迅速投入罐内，随即取出，乘势将罐扣在脐部（神阙穴），罐子拔住后，立即起下，反复吸拔多次，至皮肤潮红为止。1日1次，3次为1个疗程。

❸ 脐部按摩 患者平卧，充分暴露腹部，取神阙穴，术者肘部悬空，拇指指腹紧贴患者脐部，有节律地连续屈伸拇指指间关节，同时做小幅度的顺时针旋转，对深部组织产生较强的振动按揉，按摩1分钟，休息1分钟，反复3次。

### 湿热毒蕴证

**证候** 皮损发于下肢，局部红赤肿胀，灼热疼痛，或见水疱、紫斑，甚至结毒化脓或皮肤坏死。可伴有发热，胃纳不香。反复发作，可形成象皮腿。舌红，苔黄腻，脉滑数。

清热利湿解毒。

❶ 敷脐疗法

（1）将蒲公英、野菊花捣碎，敷脐，用纱布覆盖，胶布固定，隔4～6小时后去掉，每次贴敷完取药时观察脐部皮肤变化，注意有无皮损或过敏现象，及时处理。每天1次，7次为1个疗程。

（2）五味消毒饮（金银花、野菊花、蒲公英、紫花地丁、天葵子）鲜药捣碎，敷于脐部，4～6小时，每日1次，7日为1个疗程。或等量饮片研末，麻油调糊，敷于脐部。每日更换一次，7日为1个疗程。

（3）生大黄、芒硝等量，研末，水调和，敷于脐部。每日更换3～4次。7日为1个疗程。

❷ 神阙穴拔火罐法　患者仰卧，将酒精棉球点燃后迅速投入罐内，随即取出，乘势将罐扣在脐部（神阙穴），罐子拔住后，立即起下，反复吸拔多次，至皮肤潮红为止。1日1次，3次为1个疗程。

❸ 脐部按摩　患者平卧，充分暴露腹部，取神阙穴，术者肘部悬空，拇指指腹紧贴患者脐部，有节律地连续屈伸拇指指间关节，同时做小幅度的顺时针旋转，对深部组织产生较强的振动按揉，按摩1分钟，休息1分钟，反复3次。

## 五、按语

天火，西医称之为丹毒，多是由乙型溶血性链球菌感染引起的累及皮肤深部组织的细菌感染性皮肤病。《诸病源候论·丹毒病诸候》云："丹者，人身忽然焮赤，如丹涂之状，故谓之丹。或发于足，或发腹上，如手掌大，皆风热恶毒所为。重者，亦有疽之类，不急治，则痛不可堪，久乃坏烂。"本病发无定处，生于胸腹腰胯部者，称内发丹毒；发于头面部者，称抱头火丹；发于小腿足部者，称流火；新生儿多生于臀部，称赤游丹。病情急重，多伴有高热，以抗感染治疗为主。联合中医药可缩短病程，促进皮损吸收。脐部敷药以清热解毒、凉血散瘀为主，拔罐、按摩可祛除湿热。疾病发于头面部者可用蒲公英、野菊花捣碎，敷脐以清热凉血、解毒消肿；皮损发于头面伴发热、便秘者可予菊花、连翘、生地、黄连、柴胡、牡丹皮、花粉、山慈菇、决明子研末，用麻油或蜜调成膏状，敷脐以清热祛风、解毒凉血。疾病发于下肢，轻者可予蒲公英、野菊花捣碎，敷脐以清热解毒；皮损面积大，红肿热痛明显者予五味消毒饮敷脐清热解毒，消肿力量强；伴有便秘者可用生大黄、芒硝等量研末，水调和敷脐，使毒热泄出，达到治疗作用。脐部火罐可祛湿热毒邪，脐部按摩可清热泻火。

## 六、注意事项

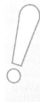

- 按摩脐部时：注意术者术前剪短指甲，术中指腹与脐部的位置不能相对移动，以防损伤脐部皮肤；

- 治疗患儿时，不宜使用剧性药物，贴药时间也不宜过久；

- 神阙穴拔罐应留意，火焰避免碰到罐口，以免烫伤。罐内的负压不过大，拔罐时间不宜过长；

- 脐部敷药后注意局部皮肤是否有过敏反应如痒、起红斑、丘疹、水疱等。

## 第三节 黄水疮（脓疱疮）

### 一、定义

黄水疮是一种常见的化脓性传染性皮肤病。古代文献又称为"滴脓疮""天疱疮"等。相当于西医的脓疱疮。（图1-3-1）

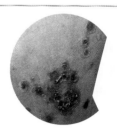

图1-3-1 黄水疮

### 二、病因病机

本病总因暑湿热邪客于肌肤或脾虚湿蕴，复感风热湿毒，引起气机不畅，疏泄障碍，熏蒸肌肤而发病。

### 三、诊断要点

❶ 好发于颜面，尤其是口鼻周围。

❷ 多在夏秋季节发病，以儿童多见。

❸ 皮损以脓疱，疱壁易破，形成脓痂，呈污黄色或黑色为特征，脓痂边缘常有不完整的环形脓疱及红晕，痂下为糜烂面。

❹ 具有传染性。

## 四、辨证论治

### 暑湿热蕴证

 **证候** 脓疱密集，色黄周围有红晕，糜烂面鲜红；多伴有口干、便干、溲赤。舌红苔黄腻，脉濡滑数。

**治则** 清暑利湿。

**疗法** ❶ 敷脐疗法

（1）双花、连翘、香薷、扁豆等量研末，麻油调糊，敷于脐部，4～6小时，去除，每日1次，7次为1个疗程。

（2）车前子10g，栀子9g，黄芩9g，生大黄8g，鲜茵陈汁（西瓜汁替代）。前4味药研末，用鲜茵陈汁调糊，敷于脐部，每日换药3次，7日为1个疗程。

❷ 神阙穴拔火罐法　患者仰卧，将酒精棉球点燃迅速投入罐内，随即取出，乘势将罐扣在脐部（神阙穴），罐子拔住后，立即起下，反复吸拔多次，至皮肤潮红为止。1日1次，3次为1个疗程。

❸ 脐部按摩　患者平卧，充分暴露腹部，取神阙穴，术者肘部悬空，拇指指腹紧贴患者脐部，有节律地连续屈伸拇指指间关节，同时做小幅度的顺时针旋转，对深部组织产生较强的振动按揉，按摩1分钟，休息1分钟，反复3次。

### 脾虚湿蕴证

 **证候** 脓疱稀疏，色淡白或淡黄，疱周红晕明显，脓疱破后糜烂面淡红不鲜。常伴有面色白或萎黄，胃纳欠佳，大便溏；舌淡，苔薄白，脉濡缓。

**治则** 健脾渗湿。

**疗法** ❶ 敷脐疗法 黄柏、苍术、茯苓、白术、扁豆、山药、芡实等量研末，蜂蜜调和，敷于脐部。每日更换1次，7日为1个疗程。

❷ 神阙穴拔火罐法 患者仰卧，将酒精棉球点燃迅速投入罐内，随即取出，乘势将罐扣在脐部（神阙穴），罐子拔住后，立即起下，反复吸拔多次，至皮肤潮红为止。1日1次，3次为1个疗程。

❸ 脐部按摩 患者平卧，充分暴露腹部，取神阙穴，术者肘部悬空，拇指指腹紧贴患者脐部，有节律地连续屈伸拇指指间关节，同时做小幅度的顺时针旋转，对深部组织产生较强的振动按揉，按摩1分钟，休息1分钟，反复3次。

## 五、按语

黄水疮，西医称之为脓疱疮，是由金黄色葡萄球菌和乙型溶血性链球菌引起的一种急性皮肤化脓性炎症。《外科正宗·黄水疮》云："黄水疮于头面耳项忽生黄泡，破流脂水，顷刻沿开，多生痛痒。"其特点是颜面、四肢等暴露部位出现脓疱、脓痂，多发于夏秋季节，好发于儿童，有接触传染和自体接种特点。脐部外敷清热解毒药物可清泻毒热；脐部按摩可泻火祛湿；脐部拔罐可祛除湿热。皮损初起，颜色鲜红者为暑湿热蕴，予双花、连翘、香薷、扁豆等量研末，麻油调糊，敷脐以清暑泻热；如脓疱多，渗出明显者予车前子10g，栀子9g，黄芩9g，生大黄8g，鲜茵陈汁（西瓜汁替代）。前4味药研末，用鲜茵陈汁调糊，敷脐以清热利湿解毒。如皮损颜色淡，渗出多者为脾虚湿蕴证，予黄柏、苍术、茯苓、白术、扁豆、山药、芡实等量研末，蜂蜜调和敷脐，以健脾利湿清热。

# 六、注意事项

- 按摩脐部时：注意术者术前剪短指甲，术中指腹与脐部的位置不能相对移动，以防损伤脐部皮肤；

- 治疗患儿时，不宜使用剧性药物，贴药时间也不宜过久；

- 幼儿不宜应用火罐，以免烫伤；

- 神阙穴拔罐应留意，火焰避免碰到罐口，以免烫伤。罐内的负压不宜过大，拔罐时间不宜过长，最好选择负压罐，由于负压罐易调整负压，而且不易烫伤皮肤；

- 脐部敷药后注意局部皮肤是否有过敏反应如痒、起红斑、丘疹、水疱等。

参考文献

[1] 陈苏明，施国钧. 杏香兔耳风敷脐法治疗热疬21例[J].四川中医，1997，11:48.

[2] 林坚. 中药敷脐举隅[J].上海中医药杂志，1990，10:25.

[3] 朱明芳. 中药敷脐治疗皮肤病[J].老年人，2009，7:55.

[4] 马汴梁. 敷脐妙法治百病[M].河南科学技术出版社，2017年，第6版：227+243.

# 第二章 2 病毒性皮肤病

## 第一节 热疮（单纯疱疹）

### 一、定义

热疮是指发热后或高热过程中在皮肤黏膜交界处所发生的一种急性疱疹性皮肤病。古代文献又称为"热疮""热气疮""火燎疮""剪口疮"。相当于西医的单纯疱疹。（图2-1-1）

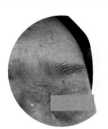

图1-2-1 热疮

### 二、病因病机

总因外感风温热毒，阻于肺胃二经，蕴蒸皮肤而生；或肝经湿热下注，阻于阴部而成疮，或因反复发作，热邪伤津，阴虚内热所致。

## 三、诊断要点

**❶** 多发于热病（如猩红热、重感冒、疟疾等）过程中或发热之后。

**❷** 好发于口角、唇缘、眼睑、鼻孔旁、外生殖器等处的皮肤与黏膜交界处。

**❸** 皮损呈针尖大小至绿豆大小成群的水疱，疱液先清后浊，周围红晕，自觉瘙痒灼热。数日后疱破露出糜烂面，渐结痂痊愈。病程约1周，易反复发作。

**❹** 水疱底部刮取物涂片可见细胞核内病毒包涵体。

## 四、辨证论治

### 风热湿毒证

**证候** 口周或鼻孔周围成群小水疱，基底潮红，灼热或微痒不适，头痛，咽痛，口干，舌红苔薄黄，脉浮数。

**治则** 祛风清热，利湿解毒。

**疗法** **❶** 填脐疗法　龙胆草、泽泻、炒栀子、黄芩、丹皮、甘草、土茯苓、板蓝根、车前子、生地各100g研细，过120目筛，将药粉填满脐窝，外贴伤湿止痛膏，1次/天，7天为1个疗程。

**❷** 神阙穴拔火罐法　患者仰卧，将酒精棉球点燃迅速投入罐内，随即取出，乘势将罐扣在脐部（神阙穴），罐子拔住后，立即起下，反复吸拔多次，至皮肤潮红为止。1日1次，3次为1个疗程。

**❸** 脐部按摩　患者平卧，充分暴露腹部，取神阙穴，术者肘部

悬空，拇指指腹紧贴患者脐部，有节律地连续屈伸拇指指间关节，同时做小幅度的顺时针旋转，对深部组织产生较强的振动按揉，按摩1分钟，休息1分钟，反复3次。

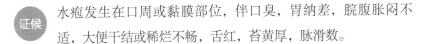

## 肠胃积热证

**证候** 水疱发生在口周或黏膜部位，伴口臭，胃纳差，脘腹胀闷不适，大便干结或稀烂不畅，舌红，苔黄厚，脉滑数。

**治则** 通腑利湿。

**疗法** ❶ 敷脐疗法

（1）蒲公英、野菊花、大青叶各3g，紫花地丁、蚤休、天花粉、青蒿各15g，生地、黄芩、焦山栀、泽泻各10g，柴胡、莲子心、灯心草各6g，研末过120目筛，将药粉填满脐窝，外贴伤湿止痛膏，1次/天，7天为1个疗程。

（2）川芎、防风、茵陈、栀子各20g，多虑平20片，研细末，取适量陈醋调湿，填塞于脐窝，外用胶布固定，每天1次，7天1个疗程。

❷ 神阙穴拔火罐法 患者仰卧，将酒精棉球点燃迅速投入罐内，随即取出，乘势将罐扣在脐部（神阙穴），罐子拔住后，立即起下，反复吸拔多次，至皮肤潮红为止。1日1次，3次为1个疗程。

❸ 脐部按摩 患者平卧，充分暴露腹部，取神阙穴，术者肘部悬空，拇指指腹紧贴患者脐部，有节律地连续屈伸拇指指间关节，同时做小幅度的顺时针旋转，对深部组织产生较强的振动按揉，按摩1分钟，休息1分钟，反复3次。

# 肝经郁热证

**证候** 口周水疱每在月经前或月经后出现，伴有月经不调，心烦易怒，口干胁痛，月经量多而鲜红，大便干结，舌红苔薄黄，脉弦细。

**治则** 疏肝清热，调理冲任。

**疗法** ❶ 敷脐疗法　丹栀逍遥散（白术、芍药、当归、茯苓各10g、甘草、牡丹皮、山栀、柴胡各5g），麻油调和，取适量敷于脐部。每日一换，7日为1个疗程。

❷ 神阙穴拔火罐法　患者仰卧，将酒精棉球点燃迅速投入罐内，随即取出，乘势将罐扣在脐部（神阙穴），待3～5分钟后将火罐取下。连续拔罐3次为1次，1日1次，3次为1个疗程。

❸ 脐部按摩　患者平卧，充分暴露腹部，取神阙穴，术者肘部悬空，拇指指腹紧贴患者脐部，有节律地连续屈伸拇指指间关节，同时做小幅度的顺时针旋转，对深部组织产生较强的振动按揉，按摩1分钟，休息1分钟，反复3次。

# 气阴不足证

**证候** 口周水疱反复发作，口干体倦，心烦少寐，舌红苔黄，脉细数无力。

**治则** 益气养阴清热。

**疗法** ❶ 敷脐疗法　生黄芪、党参、白术、甘草、白芍、麦冬、天冬、玄参、石斛各12g，山药、干地黄各15g，炒杜仲、生薏苡仁各30g，研末，麻油调和，敷于脐部。每日一换，7日为1个疗程。

❷ 灸脐法 将陈旧的艾叶加工成重约2g左右的大艾炷，每次大约灸4~7壮为宜，10次为1个疗程。

❸ 隔盐壮灸 患者安静仰卧，暴露脐部，将食盐填入神阙穴（脐眼），铺平填满约高出皮肤1~2mm，直径约2cm，再用细纯艾绒做圆柱形艾炷，底径约1.5cm，高1.5cm，点燃艾炷，置于神阙穴上灸，至患者感到灼热难忍，迅速更换另一艾炷。如此连续灸燃10壮，每次施灸时间约15~20分钟，每日1次，30次为1个疗程。

## 五、按语

热疮，西医称之为单纯疱疹，是由单纯疱疹病毒（HSV）所引起的病毒感染性皮肤病。本病的治疗目的是减轻症状，缩短病程，防止继发细菌感染。脐疗，以中医经络学说为理论依据，在辨证论治理论的指导下，把药物敷贴或用艾灸、热敷等方法施治于患者脐部，激发经络之气，疏通气血，调理脏腑，用以预防和治疗疾病的一种中医外治疗法。脐部，中医称之为神阙穴，神者，变化莫测；阙者，要处也。辨证选药是确保脐疗有效的基础，清代外治宗师吴师机在《理瀹骈文》中说到："外治之理，即内治之理；外治之药，亦即内治之药：所异者，法耳！"神阙穴是中医学内病外治常用的首选部位，内联十二经脉、五脏六腑、四肢百骸、位处中、下焦之间，具有承上启下的作用。外敷药物，可透入体肌肤，彻到肉里，直达经脉，融于津液，通达气血，以调节阴阳、补虚泻实，祛邪扶正，是调治三焦疾病之要穴。起簇集性丘疹、水疱伴头痛、咽痛者为风热湿毒证，予龙胆草、泽泻、炒栀子、黄芩、丹皮、甘草、土茯苓、板蓝根、车前子、生地清热解毒祛风利湿。兼有口臭、纳差、排便异常者予蒲公英、野菊花、大青叶各3g，紫花地丁、蚤休、天花粉、青蒿各15g，生地、黄芩、焦山栀、泽泻各10g，柴胡、莲子心、灯心草各6g，研末敷脐以利湿健脾清热。如伴有肠胃症状，瘙痒明显者可予川芎、防风、茵陈、栀子各20g，多虑平20片，研细末，陈醋调和敷脐以利湿止痒收敛。月经前后易发，伴心烦易怒为肝经郁热证，予丹栀逍遥散麻油调和敷脐，以疏肝清热。病情反复发作，伴体倦乏力、心烦少寐者为气阴不足证，予生黄芪、党参、白术、甘草、白芍、麦冬、天冬、玄参、石斛各12g，山药、干地黄各15g，炒杜仲、生薏苡仁各30g，研末，麻油调和，适量敷脐以益气滋阴。脐部火罐可祛除湿热邪气；脐部艾灸可温补阳气；隔盐灸尤可温补肾阳。

## 六、注意事项

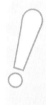

- 注意体位，仰卧取穴，充分暴露脐部；

- 严格消毒，预防感染；

- 脐部皮肤娇嫩，在用有较强刺激性的药物时，或艾灸脐法壮数较多时，宜先在脐部涂一层凡士林后再用药或治疗，避免脐部起疱；

- 脐疗给药时一般用胶布或伤湿止痛膏等固封，个别患者对胶布可能发生过敏反应，可见局部瘙痒、红肿等现象，可停用药物；

- 由于脐部吸收药物较快，故用药开始几天内，个别患者会出现腹部不适或隐痛感，一般过几天会自行消失；

- 敷药之后可有局部皮肤发痒、灼热，甚至发生起疱等现象。在治疗过程中，提倡间歇使用，每个疗程之间休息3~5天。

## 第二节　蛇串疮（带状疱疹）

### 一、定义

蛇串疮是一种皮肤上出现成簇水疱、呈带状分布、痛如火燎的急性疱疹性皮肤病。古代文献称之为"蜘蛛疮""火带疮""腰缠火丹"等。本病相当于西医的带状疱疹。（图2-2-1）

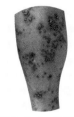

图2-2-1　蛇串疮

### 二、病因病机

本病多因情志内伤，肝经郁热；或饮食不节，脾失健运，湿热内蕴，外溢肌肤而生；或感染毒邪，湿热火毒蕴结于肌肤而成。本病初期以湿热火毒为主，后期属正虚血瘀兼夹湿邪为患。

### 三、诊断要点

1. 发疹前可有疲倦、低热、全身不适、食欲不振等前驱症状。

2. 患处有神经痛，皮肤感觉过敏。

3. 好发部位是一侧腰胁、胸背、头面、四肢等处，其他部位亦可发生。

4. 皮疹为红斑上簇集性粟粒至绿豆大水疱，疱液常澄清。

5. 皮疹常单侧分布，一般不超过躯体中线。

6. 病程有自限性，约2～3周，愈后可留色素改变，发生坏死溃疡者可留瘢痕。

7. 头面部带状疱疹可累及眼耳部，引起疱疹性角膜结膜炎或面瘫等。

## 四、辨证论治

### 肝经郁热证

**证候** 水疱初起，皮损鲜红，疱壁紧张，灼热疼痛，口苦咽干，烦躁易怒，小便黄，大便干，舌红，苔薄黄或厚，脉弦滑数。

**治则** 清泻肝火，解毒止痛。

**疗法** ❶ 贴脐疗法　消肿止痛贴贴脐。将1张消肿止痛贴展开，均匀喷洒消肿止痛液，再将新癀片12～18片研细末，陈醋调膏，捻为药团，放于消肿止痛贴中间，贴于脐部，12～24小时后去药，隔日1次，连贴3张为1个疗程，疗程间隔3天。

❷ 神阙穴拔火罐法　患者仰卧，将酒精棉球点燃迅速投入罐内，随即取出，乘势将罐扣在脐部（神阙穴），待3～5分钟后将火罐取下。连续拔罐3次为1次，1日1次，3次为1个疗程。

❸ 脐部按摩　患者平卧，充分暴露腹部，取神阙穴，术者肘部悬空，拇指指腹紧贴患者脐部，有节律地连续屈伸拇指间关节，同时做小幅度的顺时针旋转，对深部组织产生较强的振动按揉，按摩1分钟，休息1分钟，反复3次。

❹ 填脐疗法　木香、降香、乳香、丁香、香附各200g，研细，过120目筛，将药粉填满脐窝，外贴伤湿止痛膏，每日1次，7天为1个疗程。

### 湿毒火盛证

**证候** 水疱多而胀大，基底鲜红，痛如火燎，夜寐不安；或水疱混浊溃破，或伴脓疱脓痂，或伴发热、头痛、全身不适；口干口苦，小便黄赤，大便干结，舌红苔黄厚干，脉滑数。

**治则** 泻火解毒，利湿止痛。

**疗法** ❶ 填药法　云南白药粉（数量按患处需要而定）加酒适量、麻油数滴调成糊状直接涂患处，每日3～5次，8天为1个疗程。

❷ 神阙穴拔火罐法　患者仰卧，将酒精棉球点燃迅速投入罐内，随即取出，乘势将罐扣在脐部（神阙穴），待3～5分钟后将火罐取下。连续拔罐3次为1次，1日1次，3次为1个疗程。

❸ 脐部按摩　患者平卧，充分暴露腹部，取神阙穴，术者肘部悬空，拇指指腹紧贴患者脐部，有节律地连续屈伸拇指指间关节，同时做小幅度的顺时针旋转，对深部组织产生较强的振动按揉，按摩1分钟，休息1分钟，反复3次。


## 气滞血瘀证

**证候** 发病后期，水疱干涸结痂，但刺痛不减或减而不止，入夜尤甚，口干心烦，舌暗红有瘀点，苔薄白或微黄，脉弦细。

**治则** 养阴活血，通络止痛。

**疗法** ❶ 敷脐疗法
（1）用川芎、三七、朱砂、夏天无、石菖蒲适量研末，取适量用羊毛脂调成30g软膏，填敷于脐窝，每日换药1次，10天为1个疗程。
（2）延胡索15g，三七10g，黄芪10g，川芎10g，朱砂3g，共研细末，陈醋调敷脐上，每日1次，10天为1个疗程。
（3）明矾10g，青黛10g，芒硝10g，乳香10g，没药10g，冰片

2g，血竭2g，制川草乌各5g。共研细末，装瓶备用。敷贴于神阙穴，每日敷6～8小时，每日更换1次。连用15天为1个疗程。

❷ 盐熨法　将食盐炒热后撒满脐部，上置热水袋热敷。每日一次，每次约20分钟，7次为1个疗程。

❸ 脐部按摩　患者平卧，充分暴露腹部，取神阙穴，术者肘部悬空，拇指指腹紧贴患者脐部，有节律地连续屈伸拇指指间关节，同时做小幅度的顺时针旋转，对深部组织产生较强的振动按揉，按摩1分钟，休息1分钟，反复3次。

❹ 艾灸神阙法或隔姜灸　先用凡士林涂脐中，再用麻纸盖于穴上，纸中央（即穴中心）放二分厚的小颗粒青盐（或为厚姜片），然后用压舌板压平，放置艾炷，燃之。每日一次，7日为1个疗程。

## 五、按语

蛇串疮，西医称之为带状疱疹，是由水痘—带状疱疹病毒引起的皮肤病，治以疏肝理气、清热解毒、泻火消疮之法。中医认为，脐为人身之命蒂。神阙穴属于任脉，位于中下焦之间，能统领诸经百脉，交通五脏六腑。历代文献认为该穴主治百病，可升可降，无所不应。脐部更具有敏感度高、渗透力强、药物易被吸收的解剖特点。将药物研末捣烂后填在肚脐上，上覆盖消毒纱布，用胶布固定。在高效透皮促进剂的作用下，具有穴位刺激和经皮吸收的双重作用，从而发挥其药理作用。现代医学认为脐部皮肤娇嫩，屏障薄弱，有丰富的血管神经分布，易于药物吸收利用，贴脐可发挥药物腧穴的双重治疗作用。值得一提的是，目前药物内服的毒副作用和不良反应愈来愈多，药源性疾病与日俱增，人们要求安全有效的防病治病方法，贴敷疗法则备受患者青睐，对疼痛患者更能立竿见影。清代外治大师吴师机指出："外治之理，即内治之理，外治之药，亦即内治之药。所异者，法耳!"此即外治与内治可收异曲同工之妙。如皮损鲜红，疱壁紧张，灼热疼痛，伴口苦咽干，烦躁易怒为肝经郁热证，予新癀片研末敷脐以清热解毒、消肿止痛；如肝气郁结明显可予木香、降香、乳香、丁香、香附研细敷脐以疏肝理气；如水疱较大，渗出明显，伴舌苔黄厚者为湿毒火盛证，予云南白药敷脐可清热利湿解毒。如疾病后期，水疱干燥结痂，仍疼痛者予川芎、三七、朱砂、夏天无、石菖蒲研末敷脐以活血化瘀；如疼痛明显者予延胡索、三七、黄芪、川芎、朱砂研末，陈醋调和敷脐以活血化瘀、止痛；如多为血痂，坏死明显可予明矾10g，青黛10g，芒硝10g，乳香10g，没药10g，冰片2g，血竭2g，制川草乌各5g，研末敷脐以清热活血、化瘀止痛。脐部火罐可祛除湿热；脐部顺时针按摩可清泻邪热；盐熨法、艾灸神阙法或隔姜灸均取其温热效应以活血散瘀、温经止痛。

## 六、注意事项

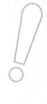

- 注意体位，仰卧取穴，充分暴露脐部，以方便取穴、用药和治疗。若体位不对，如侧位，则易药物流失或污染皮肤；

- 严格消毒，预防感染：治疗前，一般宜用75%医用酒精按常规消毒法在脐部及四周皮肤上进行灭菌消毒，以免药物刺激损伤皮肤而导致细菌或病毒感染；

- 脐部皮肤娇嫩，在用有较强刺激性的药物时，或艾灸脐法壮数较多时，宜先在脐部涂一层凡士林后再用药或治疗，避免脐部起疱；

- 脐疗给药时一般用胶布或伤湿止痛膏等固封，个别患者对胶布可能发生过敏反应，可见局部瘙痒、红肿等现象，可停用药物；

- 由于脐部吸收药物较快，故用药开始几天内，个别患者会出现腹部不适或隐痛感，一般过几天会自行消失；

- 贴药之后可有局部皮肤发痒、灼热，甚至发生起疱等现象。在治疗过程中，提倡间歇使用，每个疗程之间休息3~5天。

## 第三节　疣目（寻常疣）

### 一、定义

疣目是一种多发于手背、手指、头面部等处的皮肤浅表的病毒性赘生物。古代文献称之为"疣目""千日疮""枯筋箭"等。相当于西医的寻常疣。（图2-3-1）

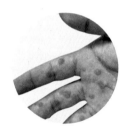

图2-3-1　疣目

### 二、病因病机

本病可由外感邪毒，肝旺血燥，肝失疏泄，气血失和，气滞血瘀结于皮肤所致，或由于气阴不足血虚风燥，时久致肾虚血燥，肌肤失润，加之腠理不密，复感邪毒，搏结于肌肤而发为本病。

## 三、诊断要点

**①** 多见于青少年。

**②** 皮疹为米粒至豌豆大小的角质增生性突起，灰色或肤色。表面粗糙不平，呈乳头状增生，触之较硬。

**③** 初起1~2个，可逐渐增至数个至数十个不等。

## 四、辨证论治

### 肝经郁热

**证候** 皮疹初起，疣体较小，数目较少，大便干结，心烦胁痛，口干口苦，舌红苔薄黄，脉弦。

**治则** 疏肝清热，活血消疣。

**疗法** **❶** 敷脐疗法

（1）采用古方逍遥散中药敷脐治疗。药物组成：柴胡200g，白芍100g，白术100g，茯苓100g，当归100g，薄荷50g，甘草50g。将上药烘干、粉碎，过80目细筛，以香油或植物油30ml调成糊状备用。取适量敷于脐部，敷药范围以脐中心为圆心，直径约1cm，外以透气小敷贴固定，每24小时更换1次，连用1个月。

（2）药物组成：生杏仁、炒杏仁、金银花各10g，朱砂3g，冰片2g，杏仁碾成泥，其余研细末备用。每丸0.5g，用纱布包敷在肚脐上，四周用胶布固定。24小时换药1次，7次为1个疗程。

**❷** 神阙穴拔火罐法　患者仰卧，将酒精棉球点燃迅速投入罐内，随即取出，乘势将罐扣在脐部（神阙穴），待3~5分钟后将火罐取下。连续拔罐3次为1次，1日1次，3次为1个疗程。

❸ **脐部按摩** 患者平卧，充分暴露腹部，取神阙穴，术者肘部悬空，拇指指腹紧贴患者脐部，有节律地连续屈伸拇指指间关节，同时做小幅度的顺时针旋转，对深部组织产生较强的振动按揉，按摩1分钟，休息1分钟，反复3次。

❹ **艾灸神阙法或隔姜灸** 先用凡士林涂脐中，再用麻纸盖于穴上，纸中央（即穴中心）放二分厚的小颗粒青盐（或为厚姜片），然后用压舌板压平，放置艾炷，燃之。每日一次，7日为1个疗程。

## 气滞血瘀证

**证候** 皮疹日久，疣体较大，数目较多，表面粗糙灰暗，质硬坚固，舌暗红有瘀点或瘀斑，脉弦或涩。

**治则** 活血化瘀，软坚散结。

**疗法** ❶ **敷脐疗法** 乳香、没药、穿山甲、葛根、山楂、厚朴、鸡血藤、桂枝、甘草、细辛、白芍、冰片各100g，各研极细粉，充分混匀，装玻璃瓶内密封备用。患者仰卧，清洗脐部，待干，取药粉0.2g，敷于脐窝中，纱布覆盖后，胶布固定。3~5天1次，1月为1个疗程。

❷ **神阙穴拔火罐法** 患者仰卧，将酒精棉球点燃迅速投入罐内，随即取出，乘势将罐扣在脐部（神阙穴），待3~5分钟后将火罐取下。连续拔罐3次为1次，1日1次，3次为1个疗程。

❸ **脐部按摩** 患者平卧，充分暴露腹部，取神阙穴，术者肘部悬空，拇指指腹紧贴患者脐部，有节律地连续屈伸拇指指间关节，同时做小幅度的顺时针旋转，对深部组织产生较强的振动按揉，按摩1分钟，休息1分钟，反复3次。

**❹ 艾灸神阙法或隔姜灸**　先用凡士林涂脐中，再用麻纸盖于穴上，纸中央（即穴中心）放二分厚的小颗粒青盐（或为厚姜片），然后用压舌板压平，放置艾炷，燃之。每日一次，7日为1个疗程。

## 五、按语

中医称本病为"千日疮"，主要由于外感邪毒，肝失疏泄，气血失和，血瘀筋燥所致。中医治疗分肝经郁热、气滞血瘀两个证型进行治疗，总法则是疏肝清热、活血消疣或活血化瘀、软坚散结。西医认为本病是由人乳头瘤病毒HPV1、2、3、4、5、7型引起，主要通过直接接触传染，亦可通过污染物间接传播和自身接种，而外伤、摩擦是常见诱因。脐（神阙穴）通过所属经—任脉，既和十二经脉相连，又与奇经八脉相通，也与脏腑相通，因此脐疗可以疏通经气、调和气血、平衡阴阳，对全身的疾病具有较好的疗效。脐疗可分为药物脐疗、非药物脐疗两大类。药物敷贴、涂抹于神阙穴上，可以通过皮肤吸收而进入体内。神阙为任脉的穴位之一，和十二经脉、奇经八脉有着直接或间接的联系，与五脏六腑相通。药物经脐部进入机体，通过气血运行、经络循行，可直达病所，通达气机，调节阴阳，祛邪扶正。为了保证脐疗的效果，需要注意两个方面：一是辨证选药，药物是根据病情所选；二是药物大都辛温香燥，具有走窜的特点。此类药物"可以通经走络，开窍透骨""率诸药开结行气，直达病所"。选用合适的药物作用于脐部，既有药物作用，又有经络传导作用，从而调和气血、协调脏腑，达到消除疾病目的。以脐部的经络分布为基础，利用局部用药或局部治疗（如针灸、按摩等），通过经络的传导作用，激发五脏六腑的机能，调节气血运行，恢复人体机能。如疣体小，数目不多，伴有烦躁易怒、胁肋胀痛等症状者为肝经郁热证，予逍遥散敷脐以疏肝清热；如热象明显者予生杏仁、炒杏仁、金银花、朱砂、冰片研末敷脐以加强清热泻火作用；如疣体大，数目多，时间长，伴舌暗有瘀点者为气滞血瘀证，予乳香、没药、穿山甲、葛根、山楂、厚朴、鸡血藤、桂枝、甘草、细辛、白芍、冰片研末敷脐以活血化瘀，理气散结。脐部火罐可清泻热邪；脐部按摩可驱邪外出；脐部艾灸可温经活血。

## 六、注意事项

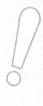

- 治疗前先用75%酒精棉球对脐及周围皮肤常规消毒，以免发生感染，皮肤有破损者，最好不要使用脐疗方法；

- 取仰卧位，充分显露脐部，用药后外敷纱布或胶布贴紧，也可用宽布带固定，覆盖于脐部，或将药直接放入布袋内，以防药物脱落；

- 用药后宜用消毒纱布、蜡纸、宽布带盖脐，外以胶布或伤湿止痛膏固封，个别患者会对胶布等过敏，可暂停用药；

- 本法用于小儿时应妥善护理，嘱其不能用手搔抓或擦拭，以防敷药脱落。同时小儿肌肤娇嫩，不宜使用剧性药物，贴药时间也不宜过久；

- 按摩脐部时：注意术者术前剪短指甲，术中指腹与脐部的位置不能相对移动，以防损伤脐部皮肤；

- 刚吃完饭或空腹不宜灸脐；

- 艾灸不可离脐部太近，否则易烫伤；

- 治疗患儿时，不宜使用剧性药物，贴药时间也不宜过久；

- 幼儿不宜应用火罐、灸法，以免烫伤；

- 神阙穴拔罐应留意，火焰避免碰到罐口，以免烫伤。罐内的负压不宜过大，拔罐时间不宜过长，最好选择负压罐，由于负压罐易调整负压，而且不易烫伤皮肤。

# 第四节 扁瘊（扁平疣）

## 一、定义

扁瘊是一种好发于颜面、手背、前臂等处的病毒性赘生物。古代文献称之为"扁瘊"。相当于西医的扁平疣。（图2-4-1）

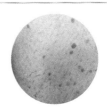

图2-4-1 扁瘊

## 二、病因病机

多因脾不健运，湿浊内生，复感外邪，凝聚肌肤所致，热客于肌表，风毒久留，郁久化热，气血凝滞而发；或肝火妄动，气血不和，阻于腠理而致病。

## 三、诊断要点

❶ 皮损常见于青年人的面部、手背及前臂、颈部。

❷ 皮损为正常皮色或浅褐色的帽针头大小或稍大的扁平丘疹。圆形、椭圆形或多角形，表面光滑，境界清楚，散在或密集，常由于搔抓而自体接种，沿抓痕呈串珠状排列。

❸ 无自觉症状或偶有痒感，病程缓慢，可自行消退。消退前常出现炎症反应，异常瘙痒，可能复发。

## 四、辨证论治

### 风热蕴结证

**证候** 疣体突发，散在或密集，偶有微痒，舌红苔白，脉象弦数。

**治则** 清热解毒，祛风散结。

**疗法** ❶ 贴脐疗法　红花20g，香附50g，白芷30g，雄黄20g，蒲黄30g，甘草30g，共为细末，每次10g，用纱布包裹敷神阙穴处，外用伤湿止痛膏覆盖，2天后取下，隔日再如此敷贴，2周为1个疗程。

❷ 神阙穴拔火罐法　患者仰卧，将酒精棉球点燃迅速投入罐内，随即取出，乘势将罐扣在脐部（神阙穴），待3～5分钟后将火罐取下。连续拔罐3次为1次，1日1次，3次为1个疗程

❸ 隔药灸脐法　药物由人参、熟附子、川续断、生龙骨、乳香、没药、五灵脂、大青盐、人工麝香粉等组成，将麝香粉单包备用，余药混合超微粉碎，密封备用。嘱患者仰卧，脐部用75%酒精常规消毒后，以温开水调面粉制成条状（长12cm，直径2cm），围脐一周，取上述药末适量（约8～10g），填满脐孔，用艾炷（直径2.5cm，高2.5cm）置于药末上，连续施灸5～10壮。灸后用医用胶布固封脐中药末，2天后自行揭下，并用温开水清洗脐部。每周治疗2次，连续治疗1个月为1个疗程。

### 肝经郁热证

**证候** 疣体初发，数目较多，呈浅褐色或灰褐色，伴有微痒，口干心烦，大便干结，舌红苔黄，脉弦数。

**治则** 疏肝清热，解郁散结。

**疗法** ❶ 神阙穴拔火罐法　患者仰卧，将酒精棉球点燃迅速投入罐内，随即取出，乘势将罐扣在脐部（神阙穴），待3～5分钟后将火罐取下。连续拔罐3次为1次，1日1次，3次为1个疗程。

❷ 脐部按摩　患者平卧，充分暴露腹部，取神阙穴，术者肘部悬空，拇指指腹紧贴患者脐部，有节律地连续屈伸拇指指间关节，同时做小幅度的顺时针旋转，对深部组织产生较强的振动按揉，按摩1分钟，休息1分钟，反复3次。

## 脾虚气血不和证

**证候** 疣体分散稀疏，呈肤色，日久不退，食少大便溏，四肢困倦，舌淡红苔薄白，脉细。

**治则** 补脾益气，调和气血。

**疗法** ❶ 艾灸神阙疗法　受术者取仰卧平躺位，暴露腹部。神阙穴采用灸盒温和灸法，均采用普通清艾条作为灸用。每次35～45分钟，每天1次，5天为1个疗程，疗程与疗程之间休息2天，共调治4个疗程。

❷ 敷脐疗法　将补益气血中药粉约5g（当归、黄芪、五味子、桃仁、红花等量研末），用干红葡萄酒调成糊状敷在神阙穴上，再用穴位贴贴好。2日1贴，持续贴24小时，休息24小时后再贴。10天1个疗程，连续治疗3个疗程。

❸ 脐部按摩　患者平卧，充分暴露腹部，取神阙穴，术者肘部悬空，拇指指腹紧贴患者脐部，有节律地连续屈伸拇指指间关节，同时做小幅度的顺时针旋转，对深部组织产生较强的振动按揉，按摩1分钟，休息1分钟，反复3次。

## 五、按语

中医称扁平疣为扁瘊，是由乳头瘤病毒引起的表皮新生物，因其皮疹扁平而名。本病在中医仍可属"千日疮"范围。如清代《洞天奥旨·卷九》记载："千日疮生于人手足上,一名疣疮,一名瘊子,一名悔气疮。状如鱼鳞排集,层叠不已,不痛不痒,生千日自落,故又以千日疮名之。"脐部为中医"神阙穴",是任脉上的穴位,同时与督、冲脉等存在一定关系,一源为三歧,三脉相互连通,任督二脉主要是全身的阴阳穴位,具有外络百骸、内连脏腑的作用,因此能够对全身阴阳进行调节。经临床实践证实,隔药灸脐法可以显著改善老年患者临床症状、体征,提高血清超氧化物歧化酶(SOD)含量,降低血清丙二醛(MDA)含量,增强机体延缓衰老的能力,提高患者的生活质量,是延缓衰老的安全有效的疗法。脐部疗法不断地刺激脐部皮肤,会使脐部皮肤上的各种神经末梢进入活跃状态,借以促进人体的神经—体液调节作用和免疫功能,改善各组织器官的功能活动,使机体康复,达到防病治病的目的。皮疹初发或突然增多,为风热蕴结证,予红花、香附、白芷、雄黄、蒲黄、甘草,研末敷脐以祛风散结。如疣体褐色,伴心烦易怒、胁肋胀满为肝经郁热证,予脐部火罐以清泻肝热,脐部按摩以驱邪外出。如病久,皮疹稀疏,伴食少大便溏、四肢困倦为脾虚、气血不和证,予当归、黄芪、五味子、桃仁、红花等量研末,红酒调和以补益气血、化瘀散结,予脐部艾灸温补气血,脐部按摩补益气血。

## 六、注意事项

- 严格消毒,预防感染:治疗前,一般宜用75%医用酒精按常规消毒法在脐部及四周皮肤上进行灭菌消毒,以免药物刺激损伤皮肤而导致细菌或病毒感染;

- 脐部皮肤娇嫩,在用有较强刺激性的药物时,或隔药灸脐法壮数较多时,宜先在脐部涂一层凡士林后再用药或治疗,避免脐部起疱;

- 脐疗给药时一般用胶布或伤湿止痛膏等固封，个别患者对胶布可能发生过敏反应，可见局部瘙痒、红肿等现象，可停用药物；

- 由于脐部吸收药物较快，故用药开始几天内，个别患者会出现腹部不适或隐痛感，一般过几天会自行消失；

- 贴药之后可有局部皮肤发痒、灼热，甚至发生起疱等现象。在治疗过程中，提倡间歇使用，每个疗程之间休息3～5天；

- 按摩脐部时，注意术者术前剪短指甲，术中指腹与脐部的位置不能相对移动，以防损伤脐部皮肤；

- 刚吃完饭或空腹不宜灸脐；

- 艾灸不可离脐部太近，否则易烫伤；

- 治疗患儿时，不宜使用剧性药物，贴药时间也不宜过久；

- 神阙穴拔罐应留意，火焰避免碰到罐口，以免烫伤。罐内的负压不宜过大，拔罐时间不宜过长，最好选择负压罐，由于负压罐易调整负压，而且不易烫伤皮肤。

## 第五节  手足口毒（手足口病）

### 一、定义

手足口毒是一种临床上以发热，手、足、口出现丘疱疹或溃疡为特征的病毒感染性疾病。属于中医"手足口毒"的范畴。相当于西医的手足口病。（图2-5-1、图2-5-2）

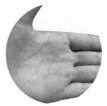
图2-5-1  手足口毒

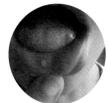
图2-5-2  手足口毒

## 二、病因病机

本病由外感时行邪毒所致，其病变脏腑主要在肺、脾。肺主宣发肃降，司呼吸，外合皮毛，开窍于鼻，为水之上源；脾主四肢肌肉，司运化，开窍于口，为水谷之海。时行邪毒由口鼻而入，内犯于肺，下侵于脾，肺脾受损，水湿内停，与时行邪毒相搏，蕴蒸于外，则发生本病。

## 三、诊断要点

**1** 幼儿发病，夏秋季流行，病程大概1周，愈后极少复发。

**2** 发疹前可有低热、头痛、食欲减退等前驱症状；亦可有高热。

**3** 皮损初起为小斑疹，很快发展为水疱，疱壁薄，内容澄清，周围有红晕，破后形成糜烂面或浅溃疡。

**4** 同时发生于手掌、足趾、口腔及臀部，散在分布。

**5** 临床症状大多轻微，偶有轻度瘙痒。

**6** 可取疱液或咽拭分离有关病毒，或血清检测柯萨奇病毒抗体滴度。

## 四、辨证论治

### 风热湿毒证

**证候** 发病初期，手掌、足底出现小水疱，口腔点状溃疡疼痛，或伴有低热、咳嗽、流涕、咽痛，舌质偏红，苔薄黄，脉浮数。

**治则** 疏风清热解毒。

**疗法** ❶ 敷脐疗法

（1）桃仁、薄荷、蛇床子、荆芥、栀子各10g，樟脑2g，药物洁净、风干、粉碎备用。取10g中药粉用消毒纱布包扎贴于局部消毒后的神阙穴，胶布封包四周固定。每日换药1次，7日为1个疗程。痒剧者，用5片4mg扑尔敏，碾碎加入中药粉内。

（2）鲜薄荷、鲜金银花、鲜浮萍、鲜紫苏叶、鲜芦根各30g，上药捣烂如泥；或饮片研末，水调成浓糊状，瓶装备用。嘱患者平卧、露脐、清洁、擦干，将药糊直接敷于脐部，外用胶布固定。每天换药2次，5次为1个疗程。

❷ 脐部按摩　患者平卧，充分暴露腹部，取神阙穴，术者肘部悬空，拇指指腹紧贴患者脐部，有节律地连续屈伸拇指指间关节，同时做小幅度的顺时针旋转，对深部组织产生较强的振动按揉，按摩1分钟，休息1分钟，反复3次。

❸ 神阙穴拔火罐法　患者仰卧，将酒精棉球点燃迅速投入罐内，随即取出，乘势将罐扣在脐部（神阙穴），待3～5分钟后将火罐取下。连续拔罐3次为1次，1日1次，3次为1个疗程。

## 湿热毒盛证

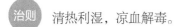 **证候**　手足水疱多而大，基底鲜红，口腔溃疡疼痛明显，甚至影响进食，伴发热，全身不适，小便短赤，大便干结，舌红苔黄腻，脉滑数。

**治则**　清热利湿，凉血解毒。

**疗法**　❶ 敷脐疗法　银柴胡、川芎、当归、桃仁、红花、炒枳壳、乌梅、苍术、徐长卿、厚朴、防风、蝉衣各12g，益母草30g，白芍15g，炙甘草6g。上药为散，适量醋调为膏状。敷神阙穴，外用纱布包裹，胶布固定。日1次，7日为1个疗程。

❷ 脐部按摩　患者平卧，充分暴露腹部，取神阙穴，术者肘部

悬空，拇指指腹紧贴患者脐部，有节律地连续屈伸拇指指间关节，同时做小幅度的顺时针旋转，对深部组织产生较强的振动按揉，按摩1分钟，休息1分钟，反复3次。

❸ 神阙穴拔火罐法　患者仰卧，将酒精棉球点燃迅速投入罐内，随即取出，乘势将罐扣在脐部（神阙穴），待3~5分钟后将火罐取下。连续拔罐3次为1次，1日1次，3次为1个疗程。

## 五、按语

手足口病是临床医学中一项比较多发的急性儿童传染性疾病，属于"温病"和"时疫"，主要是因为手足口病的发生具有季节性、突然性和爆发性等特点，同时具有较强的流行性和传染性。儿童手足口病患者的过程中，针对中医的病因和病机特点，使用的药物主要为清热解毒类。患者存在口服困难，可给予脐部疗法，患者及其家长均易于接受。脐部疗法符合中医学之体表—经络—脏腑特定的器官内在联系的规律性。该方法简便易行，疗效高，见效快。从现代医学观点来看，刺激神阙可能通过神经体液的作用而调节神经、内分泌、免疫系统，从而改善各组织器官的功能，促进机体恢复正常。如疾病初起，伴发热、咽痛等外感症状，为风热湿毒证，予鲜薄荷、鲜金银花、鲜浮萍、鲜紫苏叶、鲜芦根捣烂如泥，或饮片研末，水调成浓糊状，敷脐以清热疏风。如水疱基底偏红，予桃仁、薄荷、蛇床子、荆芥、栀子、樟脑研末敷脐以清热凉血疏风，瘙痒明显者加扑尔敏片以止痒。如水疱较大，基底鲜红者为湿热毒盛证，予银柴胡、川芎、当归、桃仁、红花、炒枳壳、乌梅、苍术、徐长卿、厚朴、防风、蝉衣、益母草、白芍、炙甘草研末，醋调糊敷脐以清热利湿、活血收敛。脐部火罐可清泻热邪；脐部顺时针按摩可泻火祛邪。

# 六、注意事项

● 因本病多见于儿童，故用药不宜过于苦寒清利，以免损伤脾胃功能，一般以淡渗利湿解毒为主；

● 注意保暖，预防受凉：本法一般在室内进行施药，在冷天或者严寒季节施药，注意保暖，医者应快速操作，以免患者受凉感冒；

● 询问病情，防止毒性反应：本法实施治疗之前，宜详细了解患者全身情况，并询问药物过敏史；

● 小儿施药，妥为护理：本法用于小儿时，应护理好患者，嘱其不能用手抓搔或擦拭，以防止敷药脱落。同时小儿肌肤娇嫩，贴敷时间也不宜过久，一般控制在1～2小时。

参考文献

[1] 檀虎亮. 辨证分期治疗原发性生殖器疱疹40例[J]. 山西中医，2003，19(2)122-23.

[2] 徐宜厚. 徐宜厚皮肤病临床经验辑要[M]. 北京:中国医药科技出版社，1998:325.

[3] 史华. 脐疗的临床应用与研究进展[J] 云南中医中药杂志. 2009，30(5):74-75.

[4] 司在和. 生殖器疱疹证治浅说[J]. 吉林中医药，1992(3)1324.

[5] 黄为林，杨传平. 重灸神阙为主治疗顽固性腹泻[J]. 实用中医药杂志，1994，10(4):29.

[6] 欧阳群，曹巧莉，曹玛丽，等. 隔盐壮灸神阙穴对机体免疫功能的影响一动物实验及临床验证[J]. 新中医，1992，(2):32.

[7] 吴积华，刘天骥. 消肿止痛贴贴脐治疗带状疱疹60例[J]. 中医临床研究，

2017, 9(2):117-118.

[8] 吴积华, 刘天骥. 消肿止痛贴贴脐配服金铃子散治疗带状疱疹46例[J]. 中医外治杂志, 2016, 25(3):34-35.

[9] 王启才. 脐疗要穴[J]. 疾病防治, 40-41.

[10] 刘卫兵. 五香粉脐疗治疗带状疱疹[J]. 皮肤病与性病, 1999, 21(1):23.

[11] 钟奋毓. 云南白药临床应用11例[J]. 中级医刊, 1995, 3(11):55.

[12] 喻文球. 药物封脐疗法在皮肤病中的应用[J]. 江西中医学院学报, 2000, 12(2):57-58.

[13] 黄敏, 杨坤杰. 中药敷脐疗法在皮肤科的运用[J]. 中医外治杂志, 2005, 14(6):54.

[14] 李亮. 欧阳坤根癌痛散外敷神阙联合强阿片类镇痛药治疗晚期癌痛的临床观察[J]. 临床医药文献杂志, 2017, 4(74):14601-14602.

[15] 张蕊, 王玲玲, 吴中朝. 艾灸对33例正常老年人甲襞微循环的影响[J]. 中医研究, 2008, 21(1):50-51.

[16] 国家中医药管理局中医病证诊断疗效标准[s]. 南京:南京大学出版社, 1994:144.

[17] 蔡明华, 王晨瑶. 古方脐疗肝郁气滞型黄褐斑临床评价[J]. 浙江中医药大学学报, 2016, 40(2):150-158.

[18] 王少青, 裴的善. 中药敷脐疗法10则[J]. 实用乡村医生杂志, 2003, 1:46-47.

[19] 唐宁枫, 宋宁静, 宋兆友. 贴脐疗法治疗皮肤病的临床观察[J]. 皮肤病与性病, 1998, 4:31-33.

[20] 方鹤松, 魏承, 段恕诚, 等. 腹泻疗效判断标准的补充建议[J]. 中国实用儿科杂志, 2008, 31(6):384.

[21] 江育仁, 张奇文. 实用中医儿科学[M]. 上海:上海科学技术出版社, 2005(12):199.

[22] 彭建. 浅析脐疗的治疗机理[J]. 中国现代药物用, 2014, 8(17):207-208.

[23] 杨家蕊. 中药内外合用治疗扁平疣50例报告[J]. 甘肃中医, 2007, 20(6):31.

[24] 高树中, 王军. 隔药灸脐法延缓衰老临床观察[J]. 中国针灸, 2007, 27(6):398-402.

[25] 雷龙鸣, 李俊婵, 韦小霞. 艾灸神阙与印堂对50例脑力疲劳型亚健康状态的调治作用[J]. 中国民族民间医药, 2017, 26(23):98-99.

[26] 胡静，钟兰. 神阙给药治疗心脾两虚失眠的临床疗效及对褪黑素的影响[J]. 新中医，2013，45(01):105-107.

[27] 张天泽，徐光炜. 肿瘤学(下册)[M]. 天津:天津科学技术出版社，1996，2767.

[28] 张明圆. 精神科评定量表手册[M]. 长沙:湖南科学技术出版社，1993:38.

[29] 李立新. 脐疗贴治疗小儿汗证350例疗效观察[J]. 吉林中医药，2007 27(10):30-31.

[30] 贾菊华，周保锋，王晓玫. 中药脐疗法治疗儿童泛发性过敏性皮肤病临床观察[J]. 湖北中医杂志，2008，30(9):31.

[31] 马汴梁. 敷脐妙法治百病[M]. 河南科学技术出版社，2017年，第6版:241.

[32] 陈分乔，王根民. 五积散加味敷脐联合西药治疗小儿荨麻疹疗效观察[J]. 四川中医，2005，23(8):86.

[33] 丁俊，王东雁，高妍，等. 中医三联法治疗手足口病的临床研究与流行病学分析[J]. 中国临床研究，2013，26(3):286-287.

[34] 许晓远，彭慕斌. 中药脐疗治验录[J]. 特色疗法，2015，23(10):345.

# 第三章 变应性皮肤病

## 第一节 湿疮（湿疹）

### 一、定义

湿疮是一种常见的由于禀赋不耐，因内外因素作用而引起的过敏性炎症性皮肤病。其临床特点为皮损形态多样，对称分布，剧烈瘙痒，有渗出倾向，反复发作，易成慢性等。根据湿疮的不同发病部位及皮损特点，古代文献中又称之为"浸淫疮""血风疮""粟疮""旋耳疮""痏疮""肾囊风""绣球风""脐疮""四弯风""乳头风"等。本病相当于西医的湿疹。

### 二、病因病机

湿疮病因复杂，可由多种内、外因素引起。常因禀赋不耐，饮食失节，或过食辛辣刺激荤腥动风之物，脾胃受损，失其健运，湿热内生，又兼外受风邪，内外两邪相搏，风湿热邪浸淫肌肤所致。其发生与心、肺、肝、脾四经关系密切。

## 三、诊断要点

### 急性湿疹

❶ 急性发病。

❷ 常对称分布。好发于面、耳、手、足、前臂、小腿等外露部位，严重时可延及全身。

❸ 皮损多形性，可在红斑基础上出现丘疹、丘疱疹及小水疱，集簇成片状，边缘不清。常因搔抓常引起糜烂、渗出。如染毒，可有脓疱、脓液及脓痂，臀核肿大。

❹ 自觉剧痒及灼热感。

### 亚急性湿疹

❶
急性湿疮经治疗，红肿及渗出减轻，进入亚急性阶段，或由慢性湿疮加重所致。

❷
皮损以小丘疹、鳞屑和结痂为主，仅有少数丘疱疹和糜烂或有轻度浸润。

❸
自觉瘙痒。

### 慢性湿疹

❶ 可由急性湿疹反复发作而致或开始即呈慢性。

❷ 好发于面部、耳后、肘、腘窝、小腿、外阴和肛门等部位，伴剧痒。

❸ 皮损较局限，肥厚浸润显著，境界清楚，多有色素沉着。

❹ 病程慢性，常有急性发作。

## 四、辨证论治

### 湿热浸淫证

 发病急，皮损潮红灼热，瘙痒无休，渗液流汁；伴身热，心烦，口渴，大便干，尿短赤。舌红，苔薄白或黄，脉滑或数。

（图3-1-1、图3-1-2）

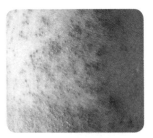
图3-1-1 湿疮

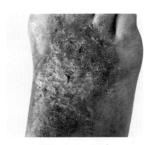
图3-1-2 湿疮

 清热利湿，除湿止痒。

 ❶ 敷脐疗法

（1）桃仁、薄荷、蛇床子、荆芥、栀子各10g，樟脑2g，药物洁
净、风干，粉碎备用。取10g中药粉用消毒纱布包扎贴于局部消
毒后的神阙穴，胶布封包四周固定。每日换药1次，7日为1个疗
程。痒剧者，用5片4mg扑尔敏，碾碎加入中药粉内。

（2）选用苦参、黄连、黄柏、荆芥、防风、马齿苋、银花、地
骨皮、白矾等量研末，用麻油调成糊状。敷于脐部，外用纱布
固定。每日换药1次，7日为1个疗程。

（3）多塞平乳膏敷脐，以纱布固定。每日1次，每次4～6小时，
7日为1个疗程。

❷ 神阙穴拔火罐法　患者仰卧，将酒精棉球点燃迅速投入罐
内，随即取出，乘势将罐扣在脐部（神阙穴），待3～5分钟后将
火罐取下。连续拔罐3次为1次，1日1次，3次为1个疗程。

❸ 脐部按摩　患者平卧，充分暴露腹部，取神阙穴，术者肘部
悬空，拇指指腹紧贴患者脐部，有节律地连续屈伸拇指指间关
节，同时做小幅度的顺时针旋转，对深部组织产生较强的振动
按揉，按摩1分钟，休息1分钟，反复3次。

# 脾虚湿蕴证

 **证候**　发病较慢，皮损潮红，瘙痒，抓后糜烂渗出，可见鳞屑；伴有纳少，神疲，腹胀便溏。舌淡胖，苔白或腻，脉弦缓。

 **治则**　健脾除湿。

 **疗法**　❶ 敷脐疗法　生地15g，牡丹皮15g，牛蒡子10g，白鲜皮10g，金银花10g，薄荷10g，白木通10g，黄连30g，白术10g，茯苓10g，苦参10g，甘草30g，荆芥6g，肉桂6g。将其碾成粉末，过120目筛，治疗时将3g药粉末填平脐窝，外用无菌敷料覆盖脐部，每日1次，每次6～8小时，然后用温水洗净脐部，7次为1个疗程。

❷ 神阙穴拔火罐法　患者仰卧，将酒精棉球点燃迅速投入罐内，随即取出，乘势将罐扣在脐部（神阙穴），待3～5分钟后将火罐取下。连续拔罐3次为1次，1日1次，3次为1个疗程。

❸ 脐部按摩　患者平卧，充分暴露腹部，取神阙穴，术者肘部悬空，拇指指腹紧贴患者脐部，有节律地连续屈伸拇指指间关节，同时做小幅度的顺时针旋转，对深部组织产生较强的振动按揉，按摩1分钟，休息1分钟，反复3次。

❹ 艾灸神阙法或隔姜灸：

（1）悬起灸脐：点燃艾条，手持之在脐部上方悬起灸之，距离以脐部觉温热但又能耐受为度。每日一次，每次5～10分钟。7日为1个疗程。

（2）直接灸脐：将大小适中的艾炷，直接放在脐上（或放于麻纸上）施灸，当艾炷燃剩2/5而患者感到微微灼痛时，可易炷再灸。一般以脐部皮肤红晕而不起疱为度。

（3）隔姜灸：先用凡士林涂脐中，再用麻纸盖于穴上，纸中央放厚姜片，姜片扎孔，艾炷置于姜片上，燃之。每日一次，每次可燃3~4壮，7日为1个疗程。

## 血虚风燥证

**证候** 病程迁延日久，反复发作，皮损色黯或色素沉着，剧痒，或皮损粗糙肥厚；伴口干不欲饮，纳差腹胀。舌淡，苔白，脉濡细。（图3-1-3、图3-1-4）

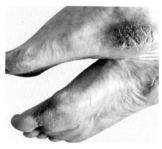
图3-1-3 湿疮

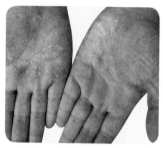
图3-1-4 湿疮

**治则** 养血祛风，润燥止痒。

**疗法** ❶ 敷脐疗法

（1）首乌、胡麻、苦参、威灵仙、刺蒺藜、荆芥、牛蒡子、蔓荆子、甘草各10g，菊花5g。将以上中药混合碾成粉末，过80目筛即得。敷脐时将药粉放入洁净容器用蜂蜜调匀成糊状，每天临睡前取药膏5g敷脐，晨起取下，7天为1个疗程。

（2）当归、川芎、赤芍、生地、荆芥、防风、白鲜皮、蝉蜕、独活、柴胡、薄荷、甘草等量研粉。用法：取药粉适量，以蜂蜜调成糊状，贴敷于脐部，每天换药一次，7次为1个疗程。

❷ 脐部按摩 患者平卧，充分暴露腹部，取神阙穴，术者肘部悬空，拇指指腹紧贴患者脐部，有节律地连续屈伸拇指间关节，同时做小幅度的顺时针旋转，对深部组织产生较强的振动

按揉，按摩1分钟，休息1分钟，反复3次。

## 五、按语

湿疮，西医称之为湿疹，是由多种内外因素引起的真皮浅层及表皮炎症，属变态反应性疾病。中医古代文献无湿疮之名，一般依据其发病部位、皮损特点而有不同的名称。若浸淫遍体，滋水较多者，称浸淫疮；以丘疹为主者，称血风疮或粟疮；发于耳部者，称旋耳疮；发于乳头者，称乳头风；发于手部者，称瘑疮；发于脐部者，称脐疮；发于阴囊者，称肾囊风或绣球风；发于四肢弯曲部者，称四弯风；发于婴儿者，称奶癣或胎症疮。一般采用中西医药物治疗。本病瘙痒剧烈，病情易于反复，给患者带来困扰。脐疗作用持久，给药便捷，可有效缓解症状，适于长期应用。疾病初期，皮疹颜色鲜红，糜烂渗出明显者，宜采取清泻湿热的方法，方药多选用清热解毒、利湿止痒的药物脐部贴敷；火罐可泻湿热；脐部按摩采用泻法。如热重于湿予桃仁、薄荷、蛇床子、荆芥、栀子、樟脑研末敷脐以清热利湿；如湿重于热予苦参、黄连、黄柏、荆芥、防风、马齿苋、金银花、地骨皮、白矾等量研末，麻油调糊敷脐以利湿止痒。病程长、发病较慢，皮损为红斑丘疹，少量糜烂渗出，兼有纳少神疲、腹胀便溏者应健脾利湿，予生地、牡丹皮、牛蒡子、白鲜皮、金银花、薄荷、白木通、黄连、白术、茯苓、苦参、甘草、荆芥、肉桂以健脾利湿止痒；除敷脐疗法、火罐、脐部按摩（应用补法）外，还可应有隔姜灸，温中健脾。慢性者，皮疹干燥脱屑，肥厚者为血虚风燥证用药以补益气血，润燥止痒为主，予首乌、胡麻、苦参、威灵仙、刺蒺藜、荆芥、牛蒡子、蔓荆子、甘草、菊花研末敷脐以润燥止痒；伴有心烦易怒、情绪焦虑者予当归、川芎、赤芍、生地、荆芥、防风、白鲜皮、蝉蜕、独活、柴胡、薄荷、甘草研末敷脐以养血柔肝止痒。瘙痒剧烈者均可予多塞平乳膏敷脐镇静止痒。

## 六、注意事项

- 按摩脐部时：注意术者术前剪短指甲，术中指腹与脐部的位置不能相对移动，以防损伤脐部皮肤；

- 刚吃完饭或空腹不宜灸脐；

- 艾灸不可离脐部太近，否则易烫伤；

- 小儿不宜使用剧性药物，贴药时间也不宜过久；

- 多塞平疗法应用年龄应≥7岁；

- 幼儿不宜应用火罐、灸法，以免烫伤；

- 神阙穴拔罐应注意，拔罐时火焰避免碰到罐口，以免烫伤。罐内的负压不宜过大，拔罐时间不宜过长，最好选择负压罐，由于负压罐易调整负压，而且不易烫伤皮肤；

- 敷脐药调和时，稠稀适宜，以不淌为度。

## 第二节　瘾疹（荨麻疹）

### 一、定义

瘾疹是因皮肤上出现鲜红色或苍白色风团，时隐时现，故名。本病以瘙痒性风团，突然发生，迅速消退，不留任何痕迹为特征。常分为急性、慢性两类。急性者，骤发速愈；慢性者，反复发作达数月或更久。古代文献称之为"瘾疹"。相当于西医的荨麻疹。（图3-2-1）

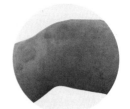

图3-2-1　丹毒

## 二、病因病机

本病总因禀赋不耐，人对某些物质过敏所致。可因气血虚弱，卫气失固；或因饮食不慎，多吃鱼腥海味、辛辣刺激食物；或因药物、生物制品，慢性感染病灶，昆虫叮咬，肠道寄生虫；或因七情内伤、外受虚邪贼风侵袭等多种因素所诱发。

## 三、诊断要点

**①** 突然出现风团，大小不等，形态各异，境界清楚。

**②** 发无定处、定时，时隐时现，消退后不留痕迹。

**③** 剧烈瘙痒，或有烧伤、刺痛感。

**④** 部分病例可有腹痛腹泻，或气促胸闷、呼吸困难，甚则引起窒息。

**⑤** 皮肤划痕试验阳性。

## 四、辨证论治

### 风热犯表证

**证候** 发病急骤，风团鲜红，灼热剧痒，皮疹时起时消，遇热则皮疹加重。可伴有发热，恶寒，咽喉肿痛，或恶心呕吐，腹痛腹泻。舌苔薄白或薄黄，脉浮数。

**治则** 辛凉解表，疏风清热。

**疗法** **❶** 敷脐疗法

（1）取苦参、防风等份分别研细末，装瓶备用。每次使用时各取10g，加入氯苯那敏片5粒，研细末混匀，米醋调糊，取适量填入脐窝，以纱布固定。每次外敷4～6小时，每日换药，7日为1个疗程。

（2）5%多塞平乳膏敷脐，封填脐窝，然后用无菌敷料覆盖，每日保留4～6小时，每日1次，共用7～10天为1个疗程。

（3）将消风散用温水调成糊状，直接填敷于脐部（神阙穴），然后用胶布固定，外敷4～6小时，每日换药，7日为1个疗程。

（4）防风、蝉衣、苦参、浮萍、苍术各10g，上药共研细末，取适量温开水调敷脐上，外以医用胶布或创可贴固定，2天换药1次。

❷ 神阙穴拔火罐法　患者仰卧，将酒精棉球点燃迅速投入罐内，随即取出，乘势将罐扣在脐部（神阙穴），待3～5分钟后将火罐取下。连续拔罐3次为1次，每日1次，3次为1个疗程。

❸ 脐部按摩　患者平卧，充分暴露腹部，取神阙穴，术者肘部悬空，拇指指腹紧贴患者脐部，有节律地连续屈伸拇指指间关节，同时做小幅度的顺时针旋转，对深部组织产生较强的振动按揉，按摩1分钟，休息1分钟，反复3次。

# 风寒束表证

**证候**　皮疹色白，遇风寒加重，得暖则减，口不渴，或有腹泻。舌淡，苔白，脉浮紧。

**治则**　辛温解表，宣肺散寒。

**疗法**　❶ 敷脐疗法　以吴茱萸、防风各2g研细末，米醋调成糊状敷脐，以填平脐窝为度，覆以保鲜膜，胶布固定。每天1次，每次4～6小时，7天为1个疗程。

❷ 神阙穴拔火罐法　患者仰卧，将酒精棉球点燃迅速投入罐内，随即取出，乘势将罐扣在脐部（神阙穴），待3～5分钟后将

火罐取下。连续拔罐3次为1次，1日1次，3次为1个疗程。

❸ 脐部按摩　患者平卧，充分暴露腹部，取神阙穴，术者肘部悬空，拇指指腹紧贴患者脐部，有节律地连续屈伸拇指指间关节，同时做小幅度的顺时针旋转，对深部组织产生较强的振动按揉，按中，再用麻纸盖于神阙穴上，纸中央放置厚姜片，艾炷置于姜片上，燃之。每日一次，每次可燃3～4壮，7日为1个疗程。

## 血虚风盛证

**证候**　皮疹反复发作，迁延日久，午后或夜间加剧，心烦易怒，口干，手足心热。舌质淡，脉濡细。

**治则**　养血润肤，祛风止痒。

**疗法**　❶ 敷脐疗法

（1）玉屏风散或加味玉屏风散（黄芪30g、防风15g、白术15g、全蝎9g、蝉衣9g，共研细末）适量，醋或水调敷脐，纱布固定，每日1次。每次4～6小时，7～10日为1个疗程。

（2）北黄芪30g、防风15g、白术20g、地龙15g、乌梅15g、徐长卿15g、当归15g，诸药洗净晾干，共研细末，充分混合。患者取仰卧位，充分暴露腹部，取神阙穴，生理盐水清洗后，用碘酒、酒精棉球常规消毒。取诸药细末4g（取药前摇匀细末）加入凡士林调成糊膏状敷于患者脐部，以填平为度，消毒纱布块固定。每日1次，每次4～6小时，7日为1个疗程。

❷ 神阙穴拔火罐法　患者仰卧，将酒精棉球点燃迅速投入罐内，随即取出，乘势将罐扣在脐部（神阙穴），待3～5分钟后将火罐取下。连续拔罐3次为1次，1日1次，3次为1个疗程。

❸ 脐部按摩　患者平卧，充分暴露腹部，取神阙穴，术者肘部悬空，拇指指腹紧贴患者脐部，有节律地连续屈伸拇指指间关节，同时做小幅度的顺时针旋转，对深部组织产生较强的振动按揉，按摩1分钟，休息1分钟，反复3次。

❹ 艾灸神阙法或隔姜灸

（1）悬起灸脐：点燃艾条，手持之在脐部上方悬起灸之，距离以脐部觉温热但又能耐受为度。

（2）直接灸脐：将大小适中的艾炷，直接放在脐上（或脐上覆麻纸，再放艾炷）施灸，当艾炷燃剩2/5而患者感到微微灼痛时，可易炷再灸。一般以脐部皮肤红晕而不起疱为度。

（3）隔姜灸：先用凡士林涂脐中，再用麻纸盖于穴上，纸中央厚姜片，艾炷置于姜片上，燃之。每日一次，7日为1个疗程。

## 胃肠湿热证

**证候**　风团色红，瘙痒剧烈，伴脘腹疼痛，恶心呕吐，神疲纳呆，大便秘结或泄泻。舌质红，苔黄腻，脉弦滑。

**治则**　清解表里，通腑利湿。

**疗法**　❶ 敷脐疗法　银柴胡、川芎、当归、桃仁、红花、炒枳壳、乌梅、苍术、徐长卿、川朴、防风、蝉衣各12g，益母草30g，白芍15g，炙甘草6g。上药为散，适量醋调为膏状。敷神阙穴，外用纱布包裹，胶布固定。日1次，7日为1个疗程。

❷ 神阙穴火罐疗法

（1）神阙穴拔火罐法：患者仰卧，将酒精棉球点燃迅速投入罐内，随即取出，乘势将罐扣在脐部（神阙穴），待3～5分钟后将火罐取下。连续拔罐3次为1次，1日1次，3次为1个疗程。

（2）神阙穴闪罐法：嘱患者平躺露出脐部，操作者一手握罐，另一手用止血钳将点燃的酒精棉球深入罐内，绕罐1周后退出，迅速扣罐于神阙穴，将火罐拔住之后立即起下，如此多次地于神阙穴反复拔住起下3～5分钟，至皮肤轻微发红、充血且受试者自觉腹部微微发热即可停止闪罐，于神阙穴留罐1分钟后起罐。隔日1次。

❸ 脐部按摩　患者平卧，充分暴露腹部，取神阙穴，术者肘部悬空，拇指指腹紧贴患者脐部，有节律地连续屈伸拇指指间关节，同时做小幅度的顺时针旋转，对深部组织产生较强的振动按揉，按摩1分钟，休息1分钟，反复3次。

## 五、按语

瘾疹，西医称之为荨麻疹。是皮肤、粘膜小血管扩张及渗透性增加而出现的一种限局性水肿反应，属于变态反应性疾病。《医宗金鉴·外科心法要诀》云："此证俗名鬼饭疙瘩，由汗出受风，或露卧乘凉，风邪多中表虚之人。"本病以皮肤上出现瘙痒性风团，发无定处，骤起骤退，消退后不留任何痕迹为临床特征。一年四季均可发病，老幼都可罹患，约有15%～20%的人一生中发生过本病。一般采用中西药物治疗。瘾疹可持续日久，给患者生活、工作带来困扰。尤其慢性荨麻疹需长期治疗，患者不愿坚持，或工作繁忙遗忘用药。脐疗给患者提供一种便捷、持久的治疗方式。疾病初期应以驱邪为主；疾病迁延日久应以扶助正气、固护腠理为主。发病急骤，风团鲜红，灼热剧痒，皮疹时起时消，遇热则皮疹加重，伴有发热、恶寒、咽喉肿痛等症状为风热犯表证，此时治疗重点是疏风清热，多用清热祛风药物。病情轻者予苦参、防风、氯苯那敏片研末，米醋调糊敷脐以祛风清热止痒；病情重者予防风、蝉衣、苦参、浮萍、苍术研末敷脐；瘙痒明显者予多塞平乳膏敷脐以镇静止痒；热象重者予消风散敷脐以清热疏风、消肿止痒。如皮疹色白，遇风寒加重，得暖则减，口不渴，为风寒外束，应以温中散寒为治则，用药上多为温热驱寒的药物，予吴茱萸、防风研末水调敷脐以温经散寒祛风；火罐有极好的散寒功效；艾灸尤其是隔姜灸可驱寒温中。病久，气血不足，腠理不固者，宜补益祛风，可予玉屏风散或加味玉屏风散敷脐以益气固表、祛风止痒；如气血亏虚明显者予北黄芪、防风、白术、地龙、乌梅、徐长卿、当归敷脐以补益气血、润燥止痒；除脐部敷药外，火罐、灸法、脐部按摩均可温补气血，调理经络。

## 六、注意事项

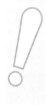

- 按摩脐部时：注意术者术前剪短指甲，术中指腹与脐部的位置不能相对移动，以防损伤脐部皮肤；

- 刚吃完饭或空腹不宜灸脐；

- 艾灸不可离脐部太近，否则易烫伤；

- 治疗小儿时，不宜使用剧性药物，贴药时间也不宜过久；

- 应用多塞平治疗的患者年龄应≥7岁；

- 幼儿不宜应用火罐、灸法，以免烫伤；

- 神阙穴拔罐应注意，拔罐时火焰避免碰到罐口，以免烫伤。罐内的负压不宜过大，拔罐时间不宜过长，最好选择负压罐，由于负压罐易调整负压，而且不易烫伤皮肤。

- 敷脐药调和时，稠稀适宜，以不淌为度。

# 第三节　水疥（丘疹性荨麻疹）

## 一、定义

水疥是一种好发于儿童及幼儿的瘙痒性皮肤病。以皮损为纺锤形风团样丘疹，中央有针头至豆大水疱，剧烈瘙痒为特征。古代文献又称本病为"土风疮""细皮风疹""水疱湿疡"等。相当于西医的丘疹性荨麻疹。

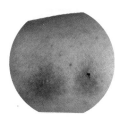

图3-3-1　水疥

## 二、病因病机

本病主要是由于先天禀赋不耐，加之外感风热之邪，脾胃运化失调，昆虫叮咬，虫毒湿热诸邪聚结于皮肤所致。

## 三、诊断要点

❶ 多见于儿童及婴幼儿。

❷ 好发于四肢伸侧及躯干部。

❸ 皮损为纺锤形风团样丘疹，中央有水疱。

❹ 自觉剧烈瘙痒。

## 四、辨证论治

## 风湿热毒证

**证候** 皮疹多而鲜红，伴有水疱，剧烈瘙痒。大便溏薄或黏腻不畅，小便黄，舌红苔黄或黄腻，脉数。

**治则** 利湿解毒，祛风止痒。

**疗法** ❶ 敷脐疗法

（1）Ⅰ号方：栀子、地肤子、蛇床子、花椒、冰片、红花各等份。Ⅱ号方：金银花、白鲜皮、白蒺藜、蒲公英各20g，荆芥、防风各15g，蝉衣10g，艾叶30g。取Ⅰ号方研末，Ⅱ号方药物文火煎取浓膏汁。将Ⅱ号方药汁和Ⅰ号方所碾细末一起调成药饼敷脐（可加少量凡士林），摊成约2cm×2cm×1cm大小药饼。使用方法：将脐部洗净擦干，药饼敷脐，盖上纱布，四周用胶布固定。天气较热时，每1~2天更换一次；天气较凉时，可2~3天更换一次，3次为1个疗程。

（2）生杏仁10g，炒杏仁10g，金银花10g，冰片2g。杏仁碾如泥，其余研极细末混合备用。用法：每个药丸5g，用纱布包敷在肚脐上，四周用胶布固定，24小时换药1次，7次为1个疗程。

❷ 神阙穴拔火罐法 患者仰卧，将酒精棉球点燃迅速投入罐内，随即取出，乘势将罐扣在脐部（神阙穴），待3~5分钟后将火罐取下。连续拔罐3次为1次，1日1次，3次为1个疗程。

❸ 脐部按摩 患者平卧，充分暴露腹部，取神阙穴，术者肘部悬空，拇指指腹紧贴患者脐部，有节律地连续屈伸拇指指间关节，同时做小幅度的顺时针旋转，对深部组织产生较强的振动按揉，按摩1分钟，休息1分钟，反复3次。

# 脾虚湿困证

**证候** 皮疹淡红或暗红，散在分布，反复发作，伴有抓痕或继发性色素沉着斑，胃纳差，大便溏，舌质淡或淡红，苔白，脉缓。

**治则** 健脾化湿，祛风止痒。

**疗法** ❶ 艾灸神阙法　先用凡士林涂脐中，再用麻纸盖于穴上，纸中央放厚姜片（扎孔），艾炷置于姜片上，燃之。每日一次，7日为1个疗程。

❷ 神阙穴拔火罐法　患者仰卧，将酒精棉球点燃迅速投入罐内，随即取出，乘势将罐扣在脐部（神阙穴），待3～5分钟后将火罐取下。连续拔罐3次为1次，1日1次，3次为1个疗程。

❸ 患者平卧，充分暴露腹部，取神阙穴，术者肘部悬空，拇指指腹紧贴患者脐部，有节律地连续屈伸拇指指间关节，同时做小幅度的顺时针旋转，对深部组织产生较强的振动按揉，按摩1分钟，休息1分钟，反复3次。

## 五、按语

水疥，西医称之为丘疹性荨麻疹，为好发于儿童及青少年的瘙痒性疾病，以瘙痒剧烈为其特征。因胎体遗热，湿热内蕴，或食入腥发之品，复感风邪，两邪相织，发于肌肤而为病。治疗多为口服抗组胺药，外涂药膏，但瘙痒较难缓解。脐疗可散结止痒、镇静通络。脐部贴药可持续作用，艾灸、火罐可通络祛湿散结。如皮疹颜色鲜红，数量多，为风湿热毒证，轻者予生杏仁、炒杏仁、金银花、冰片敷脐以清热止痒；重者将Ⅱ号方药汁和Ⅰ号方所碾细末一起调成药饼敷脐以清热利湿、祛风止痒。如皮疹颜色暗红，散在分布者为脾虚湿困证，予艾灸、火罐温补祛湿，脐部逆时针按摩以补益。

## 六、注意事项

- 按摩脐部时：注意术者术前剪短指甲，术中指腹与脐部的位置不能相对移动，以防损伤脐部皮肤；

- 刚吃完饭或空腹不宜灸脐；

- 艾灸不可离脐部太近，否则易烫伤；

- 治疗患儿时，不宜使用剧性药物，贴药时间也不宜过久；

- 幼儿不宜应用火罐、灸法，以免烫伤；

- 神阙穴拔罐应留意，火焰避免碰到罐口，以免烫伤。罐内的负压不宜过大，拔罐时间不宜过长，最好选择负压罐，由于负压罐易调整负压，而且不易烫伤皮肤。

## 第四节 四弯风（特应性皮炎）

## 一、定义

四弯风是指发生于四肢弯曲处的瘙痒性皮肤病。以多形性皮损，反复发作，时轻时重，自觉剧烈瘙痒为特征。中医根据皮损形态不同又有"奶癣""浸淫疮""血风疮"之称。本病相当于西医的特应性皮炎，又称异位性皮炎或先天过敏性湿疹。（图3-4-1）

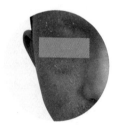

图3-4-1 四弯风

## 二、病因病机

由于先天不足，禀性不耐，脾失健运，湿热内生，复感风湿热邪，蕴聚肌肤而成；或反复发作，病久不愈，耗伤阴液，营血不足，血虚风燥，肌肤失养所致。久病常累及于肾，故在病程中可出现脾肾亏损的证候。

## 三、诊断要点

1 个人或家庭中有遗传过敏史（如哮喘、过敏性鼻炎、遗传过敏性皮炎）。

2 婴儿和儿童期皮损多见于面部及四肢伸侧或肘及腘窝，为红斑、丘疹及渗出等多形性损害。

3 青年和成人的皮损常为肢体伸侧或屈侧的苔藓样的皮损。瘙痒剧烈，呈慢性复发性过程。

4 血嗜酸性粒细胞计数升高，血清中IgE增高可作为辅助诊断。

## 四、辨证分型

### 心脾积热证

**证候** 面部红斑、丘疹、脱屑或头皮黄色痂皮，伴糜烂渗液，有时蔓延到躯干和四肢，哭闹不安，可伴有大便干结，小便短赤。指纹呈紫色达气关或脉数。

**治则** 清心泻火，利湿止痒。

**疗法** ❶ 敷脐疗法

（1）导赤散（竹叶、甘草、木通、生地等量研末，蜂蜜调匀成糊状），取出约4g，敷于脐部，外敷纱布，固定。每次4~6小时，每日更换，7日为1个疗程。

（2）多塞平乳膏敷脐，以纱布固定。1次/日，每次4~6小时，7日为1个疗程。

❷ 脐部按摩　患者平卧，充分暴露腹部，取神阙穴，术者肘部悬空，拇指指腹紧贴患者脐部，有节律地连续屈伸拇指指间关节，同时做小幅度的顺时针旋转，对深部组织产生较强的振动按揉，按摩1分钟，休息1分钟，反复3次。

## 脾虚湿蕴证

**证候**　四肢或其他部位散在的丘疹、丘疱疹、水疱；倦怠乏力，食欲不振，大便稀溏。舌质淡，苔白腻，脉缓或指纹色淡。

**治则**　健脾除湿。

**疗法**　❶ 敷脐疗法　多塞平乳膏敷脐，以纱布固定。1次/日，每次4~6小时，7日为1个疗程。

❷ 神阙穴拔火罐法　患者仰卧，将酒精棉球点燃迅速投入罐内，随即取出，乘势将罐扣在脐部（神阙穴），待3~5分钟后将火罐取下。连续拔罐3次为1次，1日1次，3次为1个疗程。

❸ 脐部按摩　患者平卧，充分暴露腹部，取神阙穴，术者肘部悬空，拇指指腹紧贴患者脐部，有节律地连续屈伸拇指指间关节，同时做小幅度的顺时针旋转，对深部组织产生较强的振动按揉，按摩1分钟，休息1分钟，反复3次。

❹ 艾灸神阙法或隔姜灸

（1）悬起灸脐：点燃艾条，手持之在脐部上方悬起灸之，距离以脐部觉温热但又能耐受为度。每日一次，每次5~10分钟。7日为1个疗程。

（2）直接灸脐：将大小适中的艾炷，直接放在脐上（或放于麻纸上）施灸，当艾炷燃剩2/5而患者感到微微灼痛时，可易炷再灸。一般以脐部皮肤红晕而不起疱为度。

（3）隔姜灸：先用凡士林涂脐中，再用麻纸盖于穴上，纸中央厚姜片，姜片扎孔数个，艾炷置于姜片上，燃之。每日一次，每次可燃3~4壮，7日为1个疗程。

## 湿热蕴结证

**证候** 发病急，局部皮损发红，初起皮疹为风团样红斑或淡红色扁平小丘疹，继而皮疹逐渐增多，粟疹成片，色淡红或褐黄，或小水疱密集，瘙痒无休，伴尿短赤，大便溏或秘结。舌质红，苔黄腻，脉弦数或弦滑。

**治则** 清热利湿止痒。

**疗法** ❶ 敷脐疗法 中药免煎颗粒剂：黄柏、苦参、防风、当归各1包，置于干净陶瓷容器内用蜂蜜调匀成糊状，每次5g，放于肚脐处用外科包扎伤口小块方形敷贴包贴固定，每日更换一次。2周为1个疗程。

❷ 神阙穴拔火罐法 患者仰卧，将酒精棉球点燃迅速投入罐内，随即取出，乘势将罐扣在脐部（神阙穴），待3~5分钟后将火罐取下。连续拔罐3次为1次，1日1次，3次为1个疗程。

❸ 脐部按摩 患者平卧，充分暴露腹部，取神阙穴，术者肘部悬空，拇指指腹紧贴患者脐部，有节律地连续屈伸拇指指间关节，同时做小幅度的顺时针旋转，对深部组织产生较强的振动按揉，按摩1分钟，休息1分钟，反复3次。

❹ 隔药灸 药饼制作：防风、蝉蜕、白鲜皮、地肤子、蛇床

子、黄柏、苍术各等量研末装瓶备用。使用时用上等陈醋把上述药末调成糊状，制成药饼，厚度约0.12～0.3cm，大小根据病变范围而定。操作方法：将药饼贴于患处，然后点燃艾条隔药饼熏灸，以患者感觉患部有热感、能耐受为度，药饼干后用陈醋润湿再用。每次治疗30分钟，隔日治疗1次，7次为1个疗程，疗程间休息4天，再进行下1个疗程。

## 血虚风燥证

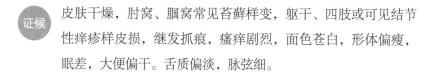

**证候** 皮肤干燥，肘窝、腘窝常见苔藓样变，躯干、四肢或可见结节性痒疹样皮损，继发抓痕，瘙痒剧烈，面色苍白，形体偏瘦，眠差，大便偏干。舌质偏淡，脉弦细。

**治则** 养血祛风，润燥止痒。

**疗法** ❶ 敷脐疗法

（1）当归、川芎、赤芍、生地、荆芥、防风、白鲜皮、蝉蜕、独活、柴胡、薄荷、甘草等量研粉。用法：取药粉适量，以蜂蜜调成糊状，贴敷于脐部，每天换药一次，7次为1个疗程。

（2）多塞平乳膏敷脐，以纱布固定。1次/日，每次4～6小时，7日为1个疗程。

❷ 脐部按摩　患者平卧，充分暴露腹部，取神阙穴，术者肘部悬空，拇指指腹紧贴患者脐部，有节律地连续屈伸拇指指间关节，同时做小幅度的顺时针旋转，对深部组织产生较强的振动按揉，按摩1分钟，休息1分钟，反复3次。

❸ 艾灸神阙法

（1）悬起灸脐：点燃艾条，手持之在脐部上方悬起灸之，距离以脐部觉温热但又能耐受为度。每日一次，每次5～10分钟。7

日为1个疗程。

（2）直接灸脐：将大小适中的艾炷，直接放在脐上（或放于麻纸上）施灸，当艾炷燃剩2/5而患者感到微微灼痛时，可易炷再灸。一般以脐部皮肤红晕而不起疱为度。

## 五、按语

四弯风，西医称之为特应性皮炎（AD），是好发于儿童和青少年的一种慢性、复发性、炎症性疾病，具有慢性、反复性、阶段性的特点，对于患者身心健康影响非常大。《医宗金鉴·外科心法要诀》："四弯风，形如风癣，属风邪袭于腠理而成。其痒无度，搔破津水，形如湿癣。"因多从幼年发病，病程长，病情反复，持续用药。脐疗方式易于接受，作用持久，适于治疗此类慢性疾病。特别是婴幼儿，口服药难接受，脐疗无疑是首选疗法。活动期，皮疹颜色红，有糜烂渗出者，宜清热泻火，选用清泻心脾积热的药物，按摩手法上选用泻法。活动期伴心烦溲赤、舌尖红，为心脾积热证可予导赤散敷脐以清心泻火；瘙痒明显者予多塞平软膏敷脐以止痒；脐部顺时针按摩可泻火祛邪。如糜烂渗出明显，为湿热蕴结证，予黄柏、苦参、防风、当归蜂蜜调和敷脐以清热利湿；重者予防风、蝉蜕、白鲜皮、地肤子、蛇床子、黄柏、苍术研末，醋调和敷脐，脐部火罐可祛除湿热。稳定期宜润燥养血健脾，用药宜选用养血润燥健脾的药物，按摩手法上选用补法，灸法疗效亦不错。

## 六、注意事项

- 按摩脐部时：注意术者术前剪短指甲，术中指腹与脐部的位置不能相对移动，以防损伤脐部皮肤；

- 刚吃完饭或空腹不宜灸脐；

- 艾灸不可离脐部太近，否则易烫伤；

- 治疗患儿时，不宜使用剧性药物，贴药时间也不宜过久；

- 幼儿不宜应用火罐、灸法，以免烫伤；

- 神阙穴拔罐应留意，火焰避免碰到罐口，以免烫伤。罐内的负压不宜过大，拔罐时间不宜过长，最好选择负压罐，由于负压罐易调整负压，而且不易烫伤皮肤；

- 使用多塞平治疗，患者年龄应≥7岁；

- 敷脐药调和时，稠稀适宜，以不淌为度。

## 第五节　漆疮（接触性皮炎）

### 一、定义

接触性皮炎是由于接触某些外源性物质后，在皮肤黏膜接触部位发生的急性或慢性炎症反应，又称毒性皮炎。本病在中医文献中没有一个统一的病名，而是根据接触物质的不同及其引起的症状特点而有不同的名称，如因漆刺激而引起者，称为"漆疮"；因贴膏药引起者，称为"膏药风"；接触马桶引起者，称为"马桶癣"等。（3-5-1）

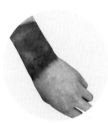

图3-5-1　漆疮

### 二、病因病机

本病多由于患者禀赋不耐，皮肤腠理不密，接触某些物质（漆、药物、塑料等），使毒邪侵入皮肤，蕴郁化热，邪热与气血相搏而发病。

## 三、诊断要点

**①** 发病前有明显接触史。

**②** 在接触部位发生境界清楚的急性或慢性皮炎改变，皮损有潮红肿胀、水疱、糜烂、渗出等，边界清楚，形态大小与接触物一致。

**③** 自觉瘙痒或灼热，一般无全身症状。

**④** 斑贴试验是诊断接触性皮炎最简单可靠的方法。

## 四、辨证论治

### 风毒血热证

**证候** 皮疹以红斑、丘疹、肿胀为主，灼热瘙痒。口干，大便干结，小便短赤，舌红苔黄，脉数。

**治则** 祛风清热，凉血止痒。

**疗法** **①** 敷脐疗法

（1）取苦参、防风等份分别研细末，装瓶备用。每次使用时各取10g，加入氯苯那敏片5粒，研细末混匀，取适量填入脐窝，以纱布固定。每次外敷4～6小时，每日换药，7日为1个疗程。

（2）多塞平乳膏敷脐，以纱布固定。1次/日，每次4～6小时，7日为1个疗程。

（3）将消风散用温水调成糊状，直接填敷于脐部（神阙穴），然后用胶布固定，外敷2～4小时，换药1次/日，7日为1个疗程。

**②** 脐部按摩　患者平卧，充分暴露腹部，取神阙穴，术者肘部

悬空，拇指指腹紧贴患者脐部，有节律地连续屈伸拇指指间关节，同时做小幅度的顺时针旋转，对深部组织产生较强的振动按揉，按摩1分钟，休息1分钟，反复3次。

## 湿毒热盛证

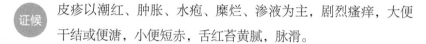

**证候** 皮疹以潮红、肿胀、水疱、糜烂、渗液为主，剧烈瘙痒，大便干结或便溏，小便短赤，舌红苔黄腻，脉滑。

**治则** 清热利湿，凉血解毒。

**疗法** ❶ 敷脐疗法　中药免煎颗粒剂：黄柏10g，苦参10g，防风10g，当归10g，置于干净陶瓷容器内，用蜂蜜调匀成糊状，每次5g，放于肚脐处，用外科包扎伤口，小块方形敷贴包贴固定，3天更换一次。2周为1个疗程。

❷ 神阙穴拔火罐法　患者仰卧，将酒精棉球点燃迅速投入罐内，随即取出，乘势将罐扣在脐部（神阙穴），待3～5分钟后将火罐取下。连续拔罐3次为1次，1日1次，3次为1个疗程。

❸ 脐部按摩　患者平卧，充分暴露腹部，取神阙穴，术者肘部悬空，拇指指腹紧贴患者脐部，有节律地连续屈伸拇指指间关节，同时做小幅度的顺时针旋转，对深部组织产生较强的振动按揉，按摩1分钟，休息1分钟，反复3次。

## 风燥血瘀证

**证候** 皮肤局部反复接触过敏物者，皮肤暗红，色素加深，增厚，粗糙，脱屑，苔藓样变，剧烈瘙痒，舌质暗红或淡红，苔薄白，脉弦。

**治则** 祛风润燥，化瘀止痒。

 **疗法** ❶ 敷脐疗法　脐药Ⅰ号：红花、桃仁、杏仁、生栀子各100g，冰片1g（即祛瘀散方）。前四味药各研极细粉，加入冰片粉，充分混匀，瓶装备用。方法：①临用时取脐药Ⅰ号粉，与凡士林或蜂蜜按3：7比例调成糊状；②用棉签蘸糊剂少许，直接填入脐内；③再用直径为2cm的方形小纱布块覆盖，外贴胶布条固定；④每天换药1次，7天为1个疗程。

❷ 神阙穴拔火罐法　患者仰卧，将酒精棉球点燃迅速投入罐内，随即取出，乘势将罐扣在脐部（神阙穴），待3～5分钟后将火罐取下。连续拔罐3次为1次，1日1次，3次为1个疗程。

❸ 脐部按摩　患者平卧，充分暴露腹部，取神阙穴，术者肘部悬空，拇指指腹紧贴患者脐部，有节律地连续屈伸拇指指间关节，同时做小幅度的顺时针旋转，对深部组织产生较强的振动按揉，按摩1分钟，休息1分钟，反复3次。

## 五、按语

漆疮，西医称之为接触性皮炎，是由于接触某些外源性物质后，在皮肤黏膜接触部位发生的急性或慢性炎症反应。一般应用中西医药物治疗，严重者可应用糖皮质激素。本病发病迅速，多较严重，局部红肿，丘疹，水疱甚至大疱，瘙痒剧烈。脐疗可配合应用以清热利湿，消肿止痒。疾病初期，以红肿、水疱为主，可选清热解毒药物脐部贴敷以清泻热毒止痒，轻者予苦参、防风、氯苯那敏片研末敷脐以清热祛风利湿，重者予消风散敷脐以清热利湿，疏风止痒。如水疱，大疱，糜烂渗出明显者，为湿毒热盛，宜选用清热利湿药物脐部贴敷，或脐部拔罐以祛湿热。后期恢复阶段，局部干燥结痂脱屑，宜用祛风润燥止痒药物以润肤止痒。

## 六、注意事项

- 按摩脐部时：注意术者术前剪短指甲，术中指腹与脐部的位置不能相对移动，以防损伤脐部皮肤；

- 使用多塞平治疗，患者年龄应≥7岁；

- 治疗患儿时，不宜使用剧性药物，贴药时间也不宜过久；

- 幼儿不宜应用火罐、灸法，以免烫伤；

- 神阙穴拔罐应留意，火焰避免碰到罐口，以免烫伤。罐内的负压不宜过大，拔罐时间不宜过长，最好选择负压罐，由于负压罐易调整负压，而且不易烫伤皮肤；

- 敷脐药调和时，稠稀适宜，以不淌为度。

---

## 第六节 面部激素药毒
## （激素依赖性皮炎）

## 一、定义

激素依赖性皮炎是由于长期外用皮质类固醇制剂，患处皮肤对该药产生依赖性，从而导致的皮肤非化脓性炎症。本病归属于中医文献中"药毒""热毒""面游风"等范畴。西医多称之为激素依赖性皮炎或激素性皮炎。（图3-6-1）

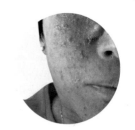

图3-6-1 面部激素药毒

## 二、病因病机

中医认为本病是外受药毒之邪，日久郁而化热蕴毒所致，火、热、毒是其主要致病因素。日久热毒伤阴化燥，则皮肤失养。

## 三、诊断要点

**❶** 有半个月以上的外用皮质类固醇的长期用药史，即在同一部位长期使用激素外用制剂，特别是强效制剂并形成依赖性。

**❷** 有明显的激素依赖性症状及反跳现象，即停药后病情反跳加重，皮肤发红，灼热和瘙痒严重者出现水肿，重复用药后症状减轻。

**❸** 皮损以红斑、丘疹、干燥及脱屑为基本损害的多样性皮损，难以用其他皮肤病解释者。

## 四、辨证论治

### 风热蕴肤证

**证候** 面部红斑、丘疹或弥漫性潮红，轻度肿胀，瘙痒。心烦，咽干或口干舌燥，大便干或正常，小便微黄，舌红苔薄黄或薄白，脉浮或浮数。

**治则** 疏风清热，凉血止痒。

**疗法** ❶ 敷脐疗法　消风散温水调成糊状，直接填敷于脐部（神阙穴），然后用胶布固定，外敷4～6小时，每日换药，7日为1个疗程。

❷ 神阙穴拔火罐法　患者仰卧，将酒精棉球点燃迅速投入罐内，随即取出，乘势将罐扣在脐部（神阙穴），待3～5分钟后将火罐取下。连续拔罐3次为1次，每日1次，3次为1个疗程。

❸ 脐部按摩　患者平卧，充分暴露腹部，取神阙穴，术者肘部悬空，拇指指腹紧贴患者脐部，有节律地连续屈伸拇指指间关节，同时做小幅度的顺时针旋转，对深部组织产生较强的振动按揉，按摩1分钟，休息1分钟，反复3次。

# 毒热蕴结证

**证候**　面部红斑或紫红斑，肿胀，可见丘疹、脓疱，瘙痒、灼热或疼痛。烦躁易怒，口干口苦，大便干，小便黄，舌红苔黄或黄腻，或舌绛少苔，脉数、洪数或滑数。

**治则**　清热解毒，凉血止痒。

**疗法**　❶ 敷脐疗法

（1）五味消毒饮（金银花、野菊花、蒲公英、紫花地丁、天葵子）鲜药捣碎，敷于脐部，4～6小时，每日一次，7日为1个疗程。或等量饮片研末，麻油调糊，敷于脐部。每日更换一次，7日为1个疗程。

（2）多塞平乳膏敷脐，以纱布固定。每日1次，每次4～6小时，7日为1个疗程。

❷ 脐部按摩　患者平卧，充分暴露腹部，取神阙穴，术者肘部悬空，拇指指腹紧贴患者脐部，有节律地连续屈伸拇指指间关节，同时做小幅度的顺时针旋转，对深部组织产生较强的振动按揉，按摩1分钟，休息1分钟，反复3次。

# 湿热壅滞证

**证候** 面部潮红、肿胀明显，毛细血管扩张，出现丘疹、丘疱疹等，可有渗出、糜烂、灼热、瘙痒。口干黏腻，纳谷不香，头身困重，便溏或粘腻不爽或便干结，溲赤或浑浊，舌质红苔黄腻，脉滑或滑数或濡数。

**治则** 清热利湿，健脾消肿。

**疗法**

❶ 敷脐疗法

（1）选用苦参、黄连、黄柏、荆芥、防风、马齿苋、银花、地骨皮、白矾等量研末，用麻油调成糊状。敷于脐部，外用纱布固定。每日换药1次，7日为1个疗程。

（2）多塞平乳膏敷脐，以纱布固定。每日1次，每次4～6小时，7日为1个疗程。

❷ 神阙穴拔火罐法　患者仰卧，将酒精棉球点燃迅速投入罐内，随即取出，乘势将罐扣在脐部（神阙穴），待3～5分钟后将火罐取下。连续拔罐3次为1次，1日1次，3次为1个疗程。

❸ 脐部按摩　患者平卧，充分暴露腹部，取神阙穴，术者肘部悬空，拇指指腹紧贴患者脐部，有节律地连续屈伸拇指指间关节，同时做小幅度的顺时针旋转，对深部组织产生较强的振动按揉，按摩1分钟，休息1分钟，反复3次。

# 血虚风燥证

**证候** 面部红斑不鲜，皮肤干燥，反复脱屑，毛细血管扩张，或色素沉着或色素减淡，瘙痒，紧绷感。心烦，头晕，失眠多梦，口干，手足心热，舌淡红苔薄少，脉细。

**治则**　养血润燥，祛风止痒。

 **疗法**　❶ 敷脐疗法

（1）首乌、胡麻、苦参、威灵仙、刺蒺藜、荆芥、牛蒡子、蔓荆子、甘草各10g，菊花5g。将以上中药混合碾成粉末，过80目筛即得。敷脐时将药粉放入洁净容器，用蜂蜜调匀成糊状，每天临睡前取药膏5g敷脐，7天为1个疗程。

（2）当归、白芍、赤芍、生地、荆芥、防风、白鲜皮、蝉蜕、独活、柴胡、薄荷、甘草等量研粉。用法：取药粉适量，以蜂蜜调成糊状，贴敷于脐部，每天换药一次，7次为1个疗程。

❷ 脐部按摩　患者平卧，充分暴露腹部，取神阙穴，术者肘部悬空，拇指指腹紧贴患者脐部，有节律地连续屈伸拇指指间关节，同时做小幅度的顺时针旋转，对深部组织产生较强的振动按揉，按摩1分钟，休息1分钟，反复3次。

## 五、按语

面部激素药毒相当于糖皮质激素依赖性皮炎。由于长期反复应用糖皮质激素导致皮肤萎缩，毛细血管扩张，皮肤屏障破坏，对激素依赖从而出现肿胀、潮红、丘疹、脱屑、瘙痒、紧绷感等症状。中医治疗该病有一定优势。有热象者宜清热凉血、解毒止痒，有湿热者宜清热利湿、止痒，后期皮肤干燥脱屑者以滋阴润燥、止痒为主。如面部潮红肿胀，瘙痒为风热蕴肤证，予消风散敷脐以疏风清热止痒；如面部红肿明显，丘疹、脓疱较多为毒热蕴结证，予五味消毒饮敷脐以清热解毒，消肿止痒；如糜烂渗出，伴口干黏腻，纳谷不香，头身困重，便溏等为湿热壅滞证，予苦参、黄连、黄柏、荆芥、防风、马齿苋、银花、地骨皮、白矾等量研末，麻油调糊敷脐以清热利湿；如疾病恢复期，面部红斑不鲜，皮肤干燥，脱屑为血虚风燥证，予首乌、胡麻、苦参、威灵仙、刺蒺藜、荆芥、牛蒡子、蔓荆子、甘草、菊花研末敷脐以养血祛风，润燥止痒；后期伴心烦焦躁者予当归、川芎、赤芍、生地、荆芥、防风、白鲜皮、蝉蜕、独活、柴胡、薄荷、甘草等量研粉敷脐以疏肝养血润燥。脐疗配合口服药物可增强疗效。该病治疗时间长，不能坚持口服治疗者可应用脐疗方法，便捷有效。

## 六、注意事项

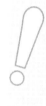

- 按摩脐部时：注意术者术前剪短指甲，术中指腹与脐部的位置不能相对移动，以防损伤脐部皮肤；

- 敷脐药调和时，稠稀适宜，以不淌为度；

- 神阙穴拔罐应留意，火焰避免碰到罐口，以免烫伤。罐内的负压不宜过大，拔罐时间不宜过长，最好选择负压罐，由于负压罐易调整负压，而且不易烫伤皮肤；

- 使用多塞平治疗，患者年龄应≥7岁；

- 脐部敷药后注意局部皮肤是否有过敏反应如痒、起红斑、丘疹、水疱等。

# 第七节　药毒（药物性皮炎）

## 一、定义

药毒是药物通过口服、注射、吸入、外用等途径进入人体后所引起的皮肤黏膜急性炎症反应。其临床特点是发病前有用药史，具有一定的潜伏期，常突然发病，除固定性药疹以外，皮损呈多形性、对称性、广泛性，多数伴有一定的全身症状，重者伴有内脏损害，发病与患者的过敏体质有关。本病归属于"中药毒"范畴。相当于西医的药疹，亦称药物性皮炎。（图3-7-1）

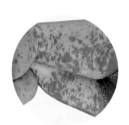

图3-7-1　药毒

## 二、病因病机

药毒发疹，必源于内外因相互作用而发病。只有内在禀赋不耐，而无误食药物病史，则不至于发病；只有草石火毒或辛温燥烈之品，而不通过机体作用，病亦无从而生。因此总由禀赋不耐，药毒内侵所致。

## 三、诊断要点

**❶**

有用药史。

**❷**

有一定的潜伏期，首次用药多在4～20天内发病，重复用药常在1天内发病。

❸
皮损突然发生，色泽鲜明、一致，除固定药疹外，多为对称性或广泛性分布，进展较快。

❹
自觉症状一般常有灼热、瘙痒，多数伴有发热，严重者可伴有肝、肾、心脏等内脏损害。

## 四、辨证论治

### 风热证

**证候** 皮损为丘疹、红斑、风团，起病急，发病快，以身体上部为主；伴有畏寒发热、头痛鼻塞、咳嗽，苔薄黄、脉数。

**治则** 疏风清热，凉血解毒。

**疗法** ❶ 敷脐疗法

（1）将消风散用温水调成糊状，直接填敷于脐部（神阙穴），然后用胶布固定，外敷4~6小时，每日换药，7日为1个疗程。

（2）多塞平乳膏敷脐，以纱布固定。每日1次，每次4~6小时，7日为1个疗程。

❷ 神阙穴拔火罐法　患者仰卧，将酒精棉球点燃迅速投入罐内，随即取出，乘势将罐扣在脐部（神阙穴），待3~5分钟后将火罐取下。连续拔罐3回合，一天治疗一次，3次/疗程。

❸ 脐部按摩　患者平卧，充分暴露腹部，取神阙穴，术者肘部悬空，拇指指腹紧贴患者脐部，有节律地连续屈伸拇指指间关节，同时做小幅度的顺时针旋转，对深部组织产生较强的振动按揉，按摩1分钟，休息1分钟，反复3回合。一天治疗一次，7次/疗程。

# 湿热证

**证候** 皮肤肿胀、潮红，糜烂渗出、滋水淋沥，以身体下部为甚；可伴有胸闷，纳呆、口干苦不欲饮。苔白或黄腻，脉滑数。

**治则** 清热解毒，利湿消肿。

**疗法** ❶ 敷脐疗法

（1）用苦参、黄连、黄柏、荆芥、防风、马齿苋、银花、地骨皮、白矾等量研末，用麻油调成糊状。敷于脐部，外用纱布固定。每日换药1次，7日为1个疗程。

（2）多塞平乳膏敷脐，以纱布固定。每日1次，每次4～6小时，7日为1个疗程。

❷ 神阙穴拔火罐法　患者仰卧，将酒精棉球点燃迅速投入罐内，随即取出，乘势将罐扣在脐部（神阙穴），待3～5分钟后将火罐取下。连续拔罐3回合，一天治疗一次，3次/疗程。

❸ 脐部按摩　患者平卧，充分暴露腹部，取神阙穴，术者肘部悬空，拇指指腹紧贴患者脐部，有节律地连续屈伸拇指指间关节，同时做小幅度的顺时针旋转，对深部组织产生较强的振动按揉，按摩1分钟，休息1分钟，反复3回合。一天治疗一次，7次/疗程。

# 血热证

**证候** 皮肤红斑，颜色鲜红，甚有水疱、大疱或血疱、肌衄；伴口干、溲赤，舌红苔黄，脉弦数。

**治则** 清热解毒，凉血消斑。

❶ 敷脐疗法

（1）五味消毒饮（金银花、野菊花、蒲公英、紫花地丁、天葵子）鲜药捣碎，敷于脐部，4～6小时，每日一次，7日为1个疗程。或等量饮片研末，麻油调糊，敷于脐部。每日更换一次，7日为1个疗程。

（2）多塞平乳膏敷脐，以纱布固定。1次／日，每次4～6小时，7日为1个疗程。

❷ 神阙穴拔火罐法　患者仰卧，将酒精棉球点燃迅速投入罐内，随即取出，乘势将罐扣在脐部（神阙穴），待3～5分钟后将火罐取下。连续拔罐3回合，一天治疗一次，3次为1个疗程。

❸ 脐部按摩　患者平卧，充分暴露腹部，取神阙穴，术者肘部悬空，拇指指腹紧贴患者脐部，有节律地连续屈伸拇指指间关节，同时做小幅度的顺时针旋转，对深部组织产生较强的振动按揉，按摩1分钟，休息1分钟，反复3回合。一天治疗一次，7次为1个疗程。

## 火毒证

证候　皮损广泛，累及黏膜，红斑肿胀，水疱糜烂，常伴有内脏损害，高热烦渴，甚者可伴神昏谵语等，舌红绛，苔黄腻，脉洪数。

治则　清营凉血，泻火解毒。

疗法　❶ 敷脐疗法　取免煎中药颗粒剂知母10g、石膏10g、大黄10g以老陈醋适量调制成饼状，于患者每晚临睡前敷于其脐部，用纱布固定，在次日清晨取下。每天用药1次，7天为1个疗程。

❷ 神阙穴拔火罐法　患者仰卧，将酒精棉球点燃迅速投入罐内，随即取出，乘势将罐扣在脐部（神阙穴），待3～5分钟后将火罐取下。连续拔罐3回合，一天治疗一次，3次为1个疗程。

❸ 脐部按摩　患者平卧，充分暴露腹部，取神阙穴，术者肘部悬空，拇指指腹紧贴患者脐部，有节律地连续屈伸拇指指间关节，同时做小幅度的顺时针旋转，对深部组织产生较强的振动按揉，按摩1分钟，休息1分钟，反复3回合。一天治疗一次，7次为1个疗程。

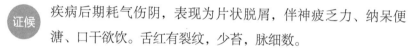

## 气阴两伤证

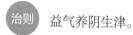

**证候**　疾病后期耗气伤阴，表现为片状脱屑，伴神疲乏力、纳呆便溏、口干欲饮。舌红有裂纹，少苔，脉细数。

**治则**　益气养阴生津。

**疗法**

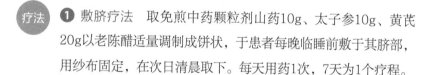

❶ 敷脐疗法　取免煎中药颗粒剂山药10g、太子参10g、黄芪20g以老陈醋适量调制成饼状，于患者每晚临睡前敷于其脐部，用纱布固定，在次日清晨取下。每天用药1次，7天为1个疗程。

❷ 脐部按摩　患者平卧，充分暴露腹部，取神阙穴，术者肘部悬空，拇指指腹紧贴患者脐部，有节律地连续屈伸拇指指间关节，同时做小幅度的顺时针旋转，对深部组织产生较强的振动按揉，按摩1分钟，休息1分钟，反复3回合。一天治疗一次，7次/疗程。

## 五、按语

中医称药疹为"药毒"。药疹又称药物性皮炎，是药物通过口服、注射、吸入等途径进入人体后而引起的皮肤黏膜急性炎症或非炎症性反应。中医文献把药物引起的内脏或皮肤反应统称为"药毒"。《诸病源候论》《千金方》等书均有"解诸药毒篇"。如疾病初起，皮疹以红斑，丘疹为主为风热证，予消风散敷脐以疏风清热，瘙痒重者予多塞平软膏敷脐以安神止痒。如糜烂渗出明显，予苦参、黄连、黄柏、荆芥、防风、马齿苋、银花、地骨皮、白矾等量研末敷脐以清热利湿止痒；皮损颜色鲜红者为血热证，予五味消毒饮敷脐清热凉血解毒；伴高热，皮损紫红，泛发者为火毒证，予知母、石膏、大黄颗粒剂，醋调和敷脐以清营凉血解毒。脐部火罐与顺时针按摩脐部均可泻热驱邪。疾病恢复期，皮损颜色暗淡，脱屑，伴神疲乏力，予山药、太子参、黄芪颗粒剂醋调和敷脐以益气养阴，脐部逆时针按摩有补益作用。

## 六、注意事项

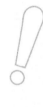

- 本法宜在室内进行，注意保暖，以免患者受凉，体虚者、老年人、小儿尤应注意；

- 使用多塞平治疗，患者年龄应≥7岁；

- 重症药疹不宜应用；

- 久病体弱及有严重心脏病患者，用药量不宜过大，敷药时间不宜过长，病愈即去药，最好在医生指导下用药；

- 神阙穴拔罐应留意，火焰避免碰到罐口，以免烫伤。罐内的负压不宜过大，拔罐时间不宜过长，最好选择负压罐，由于负压罐易调整负压，而且不易烫伤皮肤。

# 参考文献

[1] 贾菊华，周保锋，王晓玫. 中药脐疗法治疗儿童泛发性过敏性皮肤病临床观察[J]. 湖北中医杂志，2008，30(9):31.

[2] 朱明芳. 中药敷脐治疗皮肤病[J]. 老年人，2009，7:55.

[3] 施志明，张为. 多塞平乳膏敷脐治疗慢性荨麻疹疗效观察[J]. 中国中西医结合皮肤性病学杂志，2003，2(1):54.

[4] 雷淑英. 中药粉剂贴脐疗法治疗婴儿湿疹疗效观察[J]. 中国中西医结合皮肤性病学杂志，2005，4(3):136.

[5] 谢云芳，邱根祥，徐忠良，许远. 脐疗结合中药外洗治疗小儿湿疹30例[J]. 浙江中医杂志，2016，8(51):585.

[6] 于建华，李爱莉. 皮肤病的脐敷疗法[C]. 全国中药研究与开发学术研讨会论文集，2001，07:58.

[7] 邓海清，黄国荣，吴瑞林，等. 不同疗程对脱敏组方配合敷脐疗法治疗97例慢性荨麻疹疗效的影响[J]. 中医研究，2006，19(8)，21-22.

[8] 边天羽. 中西医结合皮肤病学[M]. 天津:科学技术出版社，1996. 356.

[9] 中华中医药学会皮肤科分会. 瘾疹(荨麻疹)中医治疗专家共识[J]. 中国中西医结合皮肤性病学杂志，2017，16(3):274-275.

[10] 喻文球. 药物封脐疗法在皮肤病中的应用[J]. 江西中医学院学报，2000，12(2):57-58.

[11] 徐淑华，刘莹，石桂珍. 神阙穴拔火罐治疗急性荨麻疹123例[J]. 现代中西医结合杂志，2007，16(22):3208.

[12] 黎婵. 神阙穴拔火罐治疗急性荨麻疹的临床观察[J]. 光明中医，2018，3(4)，4544-4545.

[13] 刘霞，陶硕. 神阙穴拔罐配合一指禅法治疗荨麻疹100例[J]. 陕西中医，2004，25(11):1026-1027.

[14] 宋修亭，高敬芝，王春梅. 吴茱萸散敷脐治疗慢性过敏性荨麻疹136例[J]. 四川中医，2006，24(6):83.

[15] 吴胜利，马绍尧. 辨证配合脐疗治疗慢性荨麻疹100例临床研究[J]. 皮肤病与性病，2002，11(4):47.

[16] 吴晓永，宋勋，周敏等. 中药敷脐法治疗慢性荨麻疹的技术规范化研究[J]. 中国中医基础医学杂志，2010，16(6):507-508.

[17] 马汴梁. 敷脐妙法治百病[M]. 河南科学技术出版社, 2017年, 第6版:241.

[18] 连婉仪, 凌玉凤, 方烨, 等. 神阙穴闪罐联合桂枝汤加味治疗风寒型荨麻疹30例[J]. 中国民族民间医药, 2017, 26(14):84-85.

[19] 赵丽隽, 赵萍平. 脐疗法治疗丘疹性荨麻疹118例[J]. 中医外治杂志, 2002, 11(5):2 5.

[20] 赵敏新. 脐疗法为主治疗丘疹性荨麻疹118例[J]. 临床医学, 2004, 24(2):42.

[21] 魏涵龙. 杏仁散敷脐治疗婴幼儿丘疹性荨麻疹60例[J]. 中医外治杂志, 2002, 11(4):8.

[22] 刘刚, 王倩. 中药脐疗辅助治疗特应性皮炎疗效观察[J]. 中医临床研究 2017, 9(19):123-124.

[23] 王笃金. 隔药饼灸治疗异位性皮炎20例[J]. 中国针灸, 2000, 20(10):612.

[24] 伍辉民. 祛瘀散填脐治疗皮肤瘙痒症90例[J]. 广西中医药, 1984, 4:24.

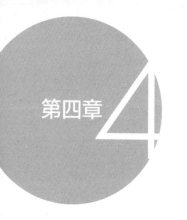

# 第四章 神经精神功能障碍性皮肤病

## 第一节　风瘙痒（皮肤瘙痒症）

### 一、定义

　　风瘙痒是一种无原发性皮肤损害，仅以皮肤瘙痒为临床表现的皮肤病。临床上一般分为局限性和泛发性两种，局限性以阴部、肛门周围多见，泛发性可泛发全身。中医学又称之为"痒风""血风疮"等。本病相当于西医的皮肤瘙痒症。

### 二、病因病机

　　本病可由多种内外因素所致。凡禀赋不耐，素体血热，外感风邪侵袭；久病体虚，气血不足，血虚生风；饮食及情志失调；皮毛、羽绒等衣物接触、摩擦等原因均可导致本病的发生。

### 三、诊断要点

❶ 无原发性皮肤损害。

❷ 全身性或局限性阵发性剧烈瘙痒，夜间尤甚。

**③** 患处可出现继发性皮肤损害，如抓痕、血痂、色素沉着以及皮肤肥厚粗糙甚至苔藓样变等。

**④** 慢性病程，部分病人与季节气候变化、精神紧张、饮食刺激、衣物摩擦等关系密切。

**⑤** 长期顽固性瘙痒患者，应做进一步全身检查，注意排除肿瘤、糖尿病等疾病。

## 四、辨证论治

### 风热血热证

**证候** 病属新起，一般以青年患者多见，皮肤瘙痒剧烈，遇热加重，皮肤抓破后有血痂。伴心烦，口渴，便干，溲赤。舌质红，苔薄黄，脉浮数。

**治则** 疏风清热，凉血止痒。

**疗法** **❶** 敷脐疗法

（1）将红花20g，紫草20g，栀子20g，大黄20g烘干研末，加入冰片5g，用凡士林调成糊状，摊成3cm×3cm×1cm大小饼块，贴于脐上，再用敷料覆盖固定，每日换药1次（敷药6~24小时），直至痊愈，最长敷药时间为15天。

（2）多塞平乳膏神阙穴外敷，以纱布固定。1次/日，每次4~6小时，12日为1个疗程。

**❷** 神阙穴拔火罐法　患者平卧，取神阙穴（肚脐处），采用拔火罐或抽气罐，以传统火罐为佳，要求吸力要大，拔5分钟为

宜，1～2次/天，一般5天即可疗效显著。

❸ 脐部按摩　患者平卧，充分暴露腹部，取神阙穴，术者肘部悬空，拇指指腹紧贴患者脐部，有节律地连续屈伸拇指指间关节，同时做小幅度的顺时针旋转，对深部组织产生较强的振动按揉，按摩1分钟，休息1分钟，反复3次。

## 湿热内蕴证

**证候**　瘙痒不止，抓破后滋水淋漓，继发感染或湿疹样变；伴口干口苦，胸胁胀满，胃纳不香，大便燥结，小便黄赤。舌质红，苔黄腻，脉滑数或弦数。

**治则**　清热利湿止痒。

**疗法**　❶ 敷脐疗法　中药免煎颗粒剂　黄柏、苦参、防风、当归各10g，置于干净陶瓷容器内，用蜂蜜调匀成糊状，每次5g，放于肚脐处，用外科包扎伤口，小块方形敷贴包贴固定，1天更换一次。2周为1个疗程。

❷ 神阙穴拔火罐法　患者仰卧，将酒精棉球点燃迅速投入罐内，随即取出，乘势将罐扣在脐部（神阙穴），待3～5分钟后将火罐取下。连续拔罐3次为1次，1日1次，3次为1个疗程。

❸ 脐部按摩　患者平卧，充分暴露腹部，取神阙穴，术者肘部悬空，拇指指腹紧贴患者脐部，有节律地连续屈伸拇指指间关节，同时做小幅度的顺时针旋转，对深部组织产生较强的振动按揉，按摩1分钟，休息1分钟，反复3次。

# 血虚风燥证

**证候** 病程日久，以老年患者多见，皮肤干燥，可有脱屑，抓破后血痕累累，伴头晕眼花，失眠多梦。舌质红，苔薄，脉细数或弦细。

**治则** 养血润燥，祛风止痒。

**疗法**

❶ 敷脐疗法

（1）防风、荆芥、当归、黄芪、川芎、丹皮、白鲜皮、地肤子等各适量研细末，陈醋调糊，填塞于脐窝，外用胶布固定，每日换药1次（敷药6~24小时），2周为1个疗程。

（2）多塞平乳膏神阙穴外敷，以纱布固定。1次/日，每次4~6小时，12日为1个疗程。

（3）当归、白芍、赤芍、生地、荆芥、防风、白鲜皮、蝉蜕、独活、柴胡、薄荷、甘草等量研粉。用法：取药粉适量，以蜂蜜调成糊状，贴敷于脐部，每天换药一次，7次为1个疗程。

（4）刺蒺藜、地肤子、防风、苦参、黄连、朱砂各适量研末，与蜂蜜调制成饼，填于脐窝，每日换药1次，7天为1个疗程。

❷ 脐部按摩　患者平卧，充分暴露腹部，取神阙穴，术者肘部悬空，拇指指腹紧贴患者脐部，有节律地连续屈伸拇指指间关节，同时做小幅度的顺时针旋转，对深部组织产生较强的振动按揉，按摩1分钟，休息1分钟，反复3次。

❸ 艾灸神阙法

（1）悬起灸脐：点燃艾条，手持之在脐部上方悬起灸之，距离以脐部觉温热但又能耐受为度。每日一次，每次5~10分钟。7日为1个疗程。

（2）直接灸脐：将大小适中的艾柱，直接放在脐上（或放于麻纸上）施灸，当艾炷燃剩2/5而患者感到微微灼痛时，可易柱再灸。一般以脐部皮肤红晕而不起疱为度。

## 五、按语

风瘙痒，西医称之为瘙痒症，是一种仅有皮肤瘙痒而无原发性皮损的皮肤病。原因复杂，单纯西医治疗有一定局限性。《诸病源候论》云："风瘙痒者，是体虚受风，风入腠理，与气血相搏，而俱往来于皮肤之间。邪气微，不能冲击为痛，故但瘙痒也。"患者多为老人或儿童，病程多较长，脐疗无疑是较为恰当的治疗手段。对于有热象的患者可采用清热类药物敷脐，还可脐部按摩以疏散风热或清泻血热，也可脐部火罐以祛风利湿。如瘙痒伴心烦口渴，溲赤为风热血热证，予将红花、紫草、栀子、大黄、冰片研末敷脐以清热凉血止痒；如瘙痒伴纳差，苔黄腻为湿热内蕴证，予黄柏、苦参、防风、当归研末，蜂蜜调和敷脐以清热利湿。对于血虚肌肤失养致病者，宜用养血润燥的药物敷脐，或脐部艾灸以温补气血，舒通经络。血虚风燥兼有热象者予防风、荆芥、当归、黄芪、川芎、丹皮、白鲜皮、地肤子研末敷脐；血虚风燥兼有肝郁者予当归、白芍、赤芍、生地、荆芥、防风、白鲜皮、蝉蜕、独活、柴胡、薄荷、甘草等量研粉，蜂蜜调和敷脐。

## 六、注意事项

● 按摩脐部时：注意术者术前剪短指甲，术中指腹与脐部的位置不能相对移动，以防损伤脐部皮肤；

● 刚吃完饭或空腹不宜灸脐；

● 艾灸不可离脐部太近，否则易烫伤；

- 治疗患儿时，不宜使用剧性药物，贴药时间也不宜过久。

- 幼儿不宜应用火罐、灸法，以免烫伤。

- 神阙穴拔罐应留意，火焰避免碰到罐口，以免烫伤。罐内的负压不宜过大，拔罐时间不宜过长，最好选择负压罐，由于负压罐易调整负压，而且不易烫伤皮肤。

- 使用多塞平治疗，患者年龄应≥7岁。

## 第二节　摄领疮（神经性皮炎）

### 一、定义

牛皮癣是一种患部皮肤状如牛项之皮，肥厚而且坚硬的慢性瘙痒性皮肤病。在中医古代文献中，因其好发于颈项部，称之为"摄领疮"；因其缠绵顽固，亦称为"顽癣"。本病相当于西医的神经性皮炎。（图4-2-1、图4-2-2）

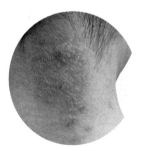
图4-2-1　摄领疮

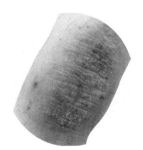
图4-2-2　摄领疮

## 二、病因病机

本病初起为风湿热邪阻滞肌肤，以致营血失和，经气失疏，日久血虚风燥，肌肤失养，以致本病发生。再者情志郁闷，衣领拂着，搔抓，嗜食辛辣、醇酒、鱼腥发物等皆可诱发或使本病病情加重。

## 三、诊断要点

**①** 局限性好发于项部及骶尾部、四弯，而播散性分布较广泛，以头面、四肢、腰部为多见。

**②** 局部皮肤先有痒感，因搔抓局部出现发亮的扁平丘疹，并迅速融合发展为苔藓样变。

**③** 病变处通常无色素沉着，多对称分布、剧痒。

**④** 本病常呈慢性反复发作。

## 四、辨证论治

### 肝经化火证

**证候** 皮疹色红，伴见心烦易怒或神经抑郁、失眠多梦、眩晕、心悸、口苦咽干。舌边尖红，苔薄白，脉弦或弦数。

**治则** 清肝泻火。

**疗法** **①** 敷脐疗法　当归、白芍、赤芍、生地、荆芥、防风、白鲜皮、蝉蜕、独活、柴胡、薄荷、甘草等量研粉。用法：取药粉适量，以蜂蜜调成糊状，贴敷于脐部，每天换药一次，7次为1个疗程。

**②** 艾灸神阙法　将香艾条点燃后，于患者的神阙、曲池及局部穴位处各灸1壮，每日1次，连续灸5~10日为1个疗程。若灸后

再于其上喷姜水，疗效更佳《常见病民间传统外治法》。

❸ 脐部按摩　患者平卧，充分暴露腹部，取神阙穴，术者肘部悬空，拇指指腹紧贴患者脐部，有节律地连续屈伸拇指指间关节，同时做小幅度的顺时针旋转，对深部组织产生较强的振动按揉，按摩1分钟，休息1分钟，反复3次。

## 风湿热证

**证候**　皮损成片，呈淡褐色，粗糙肥厚，并伴有部分皮肤潮红，糜烂，湿润和血痂，阵发性剧痒，夜间尤甚。苔薄黄或黄腻，脉弦或弦数。

**治则**　疏风清热利湿。

**疗法**　❶ 敷脐疗法　消风散温水调成糊状，直接填敷于脐部（神阙穴），然后用胶布固定，外敷2~4小时，换药1次/日，7日为1个疗程。

❷ 艾灸神阙法　将香艾条点燃后，于患者的神阙、曲池及局部穴位处各灸1壮，每日1次，连续5~10日为1个疗程。若灸后再于其上喷姜水，疗效更佳。

❸ 脐部按摩　患者平卧，充分暴露腹部，取神阙穴，术者肘部悬空，拇指指腹紧贴患者脐部，有节律地连续屈伸拇指指间关节，同时做小幅度的顺时针旋转，对深部组织产生较强的振动按揉，按摩1分钟，休息1分钟，反复3次。

## 五、按语

摄领疮，西医称之为神经性皮炎，是一种常见的以阵发性剧痒和苔藓样变为特征的慢性炎症性皮肤神经功能障碍性皮肤病。《诸病源候论·疮病诸候·摄领疮候》曰："领疮，如癣之类，生于颈上，痒痛，衣领拂着即剧，云是衣领揩所作，故名摄领疮也"。一般口服抗组胺药，外涂药膏治疗，病情反复，瘙痒剧烈，日久不宜消退。脐疗作用持久，可止痒润肤。根据证型不同选用不同敷脐药。脐部灸法及按摩可疏通经络止痒。皮疹颜色红，心烦易怒，眩晕口苦者为肝经化火证，予当归、川芎、赤芍、生地、荆芥、防风、白鲜皮、蝉蜕、独活、柴胡、薄荷、甘草等量研粉，蜂蜜调和敷脐，以养血柔肝、清热泻火；如皮损肥厚伴糜烂或苔黄腻者为风湿热证，予消风散敷脐以疏风清热、利湿止痒。

## 六、注意事项

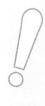

- 按摩脐部时：注意术者术前剪短指甲，术中指腹与脐部的位置不能相对移动，以防损伤脐部皮肤；

- 刚吃完饭或空腹不宜灸脐；

- 艾灸不可离脐部太近，否则易烫伤；

- 治疗患儿时，不宜使用剧性药物，贴药时间也不宜过久；

- 敷药后注意局部反应，如痒、起红斑、丘疹、水疱为过敏，停脐疗，局部外涂糖皮质激素类药膏。

## 第三节　顽湿聚结（结节性痒疹）

### 一、定义

顽湿聚结是一种以皮肤结节损害、剧烈瘙痒为特征的慢性、炎症性、瘙痒性皮肤病。以皮肤结节损害，剧烈瘙痒为特征。古代文献亦称之为"马疥"。本病相当于西医的结节性痒疹。（图4-3-1、图4-3-2）

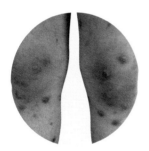

图4-3-1　顽痰聚结

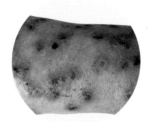

图4-3-2　顽痰聚结

### 二、病因病机

本病多因体内蕴湿，兼感外邪风毒，或昆虫叮咬，毒汁内侵，湿邪内毒凝聚。经络阻隔，气血凝滞，形成结节而作痒。少数或因忧思郁怒，七情所伤，冲任不调，营血不足，脉络瘀阻，肌肤失养所致。

## 三、诊断要点

**①** 多见于中老年，又以妇女多见。

**②** 好发于四肢伸侧，且小腿伸侧最为常见。

**③** 典型皮损为疣状结节性损害，周围皮肤有色素沉着或增厚，成苔藓样变。且结节一般不相融合，孤立存在。

**④** 自觉剧烈瘙痒，夜间及精神紧张尤甚。

**⑤** 可伴有昆虫叮咬史。

## 四、辨证论治

### 湿毒蕴肤证

**证候** 病程较短，皮损为结节，表面略有粗糙，色泽灰褐色，瘙痒剧烈，部分搔破则有污血渗出，或结血痂，舌淡红，苔白或白腻，脉弦或弦滑。

**治则** 除湿解毒，疏风止痒。

**疗法** ❶ 敷脐疗法

（1）用桃仁、薄荷、蛇床子、荆芥、栀子各10g，樟脑2g，药物洁净、风干、粉碎备用。取10g中药粉用消毒纱布包扎贴于局部消毒后的神阙穴，胶布封包四周固定。每日换药1次，7日为1个疗程。痒剧者用5片4mg扑尔敏，碾碎加入中药粉内。

（2）多塞平乳膏敷脐，以纱布固定。每日1次，每次4~6小时，7日为1个疗程。

❷ 神阙穴拔火罐法 患者仰卧，将酒精棉球点燃迅速投入罐

内，随即取出，乘势将罐扣在脐部（神阙穴），待3～5分钟后将火罐取下。连续拔罐3次为1次，1日1次，3次为1个疗程。

❸ 脐部按摩　患者平卧，充分暴露腹部，取神阙穴，术者肘部悬空，拇指指腹紧贴患者脐部，有节律地连续屈伸拇指指间关节，同时做小幅度的顺时针旋转，对深部组织产生较强的振动按揉，按摩1分钟，休息1分钟，反复3次。

## 气滞血瘀证

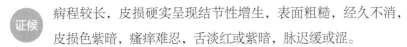

**证候**　病程较长，皮损硬实呈现结节性增生，表面粗糙，经久不消，皮损色紫暗，瘙痒难忍，舌淡红或紫暗，脉迟缓或涩。

**治则**　活血化瘀，散结止痒。

**疗法**　❶ 敷脐疗法　红花、桃仁、杏仁、生栀子、荆芥、地肤子各等份，研细末，蜂糖调糊状，摊成大小药饼。每日换药，7日为1个疗程。

❷ 神阙穴拔火罐法　患者仰卧，将酒精棉球点燃迅速投入罐内，随即取出，乘势将罐扣在脐部（神阙穴），待3～5分钟后将火罐取下。连续拔罐3次为1次，1日1次，3次为1个疗程。

❸ 艾灸神阙法　将香艾条点燃后，于患者的神阙、曲池及局部穴位处各灸1壮，每日1次，连续灸5～10日为1个疗程。

## 五、按语

顽痰聚结，西医称之为结节性痒疹，是一种慢性、炎症性、瘙痒性皮肤病，以疣状结节性损害，瘙痒剧烈为特征。多病程长，皮疹坚实，治疗有一定困难。脐疗可止痒、祛风散结，作用持久，简单便捷，易于为患者接受。病史短，皮损灰褐色，伴苔腻者为湿毒蕴肤证，予桃仁、薄荷、蛇床子、荆芥、栀子、樟脑研末敷脐以清热利湿止痒；如病久，皮损坚实，伴舌暗或有瘀点瘀斑者，予红花、桃仁、杏仁、生栀子、荆芥、地肤子各等份研细末，蜂糖调糊敷脐以活血化瘀、散结止痒。脐部火罐可祛湿、化瘀；艾灸可温经活血。

## 六、注意事项

- 神阙穴拔罐应留意，火焰避免碰到罐口，以免烫伤。罐内的负压不宜过大，拔罐时间不宜过长，最好选择负压罐，由于负压罐易调整负压，而且不易烫伤皮肤；

- 刚吃完饭或空腹不宜灸脐；

- 艾灸不可离脐部太近，否则易烫伤；

- 治疗患儿时,不宜使用剧性药物，贴药时间也不宜过久；

- 敷药后注意局部反应，如痒、起红斑、丘疹、水疱为过敏，停脐疗，局部外涂糖皮质激素类药膏。

参考文献

[1] 王卫平，贾海燕，贾潮英. 凉血活血止痒方敷脐治疗老年瘙痒症25例[J].中医外治杂志，2002，11(5):41.

[2] 雷翠云，李琳，刘殿秀. 多塞平乳膏神阙穴外敷治疗皮肤瘙痒症的护理[J].护理研究，2006，20(11):2977.

[3] 董纪强，刘娜. 神阙穴拔罐治疗皮肤瘙痒症[J]. 中国民间疗法，2005，13(7):16.

[4] 周克伟，郑义宏，赵丽艳，等. 保湿干预联合脐疗治疗单纯性老年瘙痒症临床观察[J]. 中国中医药现代远程教育，2017，15(13)，81-82.

[5]　于建华，李爱莉．皮肤病的脐敷疗法．全国中药研究与开发学术研讨会论文，2001，07.58.

[6]　喻文球．药物封脐疗法在皮肤病中的应用[J]．江西中医学院学报，2000，12(2):57-58.

[7]　边天羽．中西医结合皮肤病学[M]．天津:科学技术出版社，1996．356.

[8]　贾菊华，周保锋，王晓玫．中药脐疗法治疗儿童泛发性过敏性皮肤病临床观察[J]．湖北中医杂志，2008，30(9):31.

[9]　沈占尧．填脐疗法在儿科临床的应用[J]．陕西中医，1985，6:261.

第五章 **物理性皮肤病**

## 第一节　冻疮（冻伤）

### 一、定义

冻疮是指人体受寒邪侵袭所引起的损伤。本病多见于儿童、妇女及末梢血液循环不良者，经常在寒冷环境工作的人员也容易患本病。古代文献中有"冻风""冻裂"等名称，好发于体表暴露的部位如手、足、耳、鼻、颜面等，又称为"水浸手""水浸足""战壕足""冻烂疮"等。相当于西医的冻伤。

### 二、病因病机

本病乃因素体气血虚弱，复感外寒，导致寒凝肌肤，经脉阻塞，气血凝滞而成。本病轻浅者，仅为皮肤络脉气血凝滞，成肿为斑；重者，肌肉脉络气血凝滞不通，复感邪毒，寒极化热，热盛肉腐而溃。

## 三、诊断要点

**①** 发病季节明显，有受冻与寒冷史。

**②** 皮损为局限性紫红色、水肿性斑，好发于身体末梢部位，对称分布。

**③** 局部胀痒，遇热后加重，溃烂后疼痛。

**④** 病程缓慢，天暖自愈，易于复发。

## 四、辨证论治

### 阴盛阳衰证

**证候** 四肢厥逆，恶寒倦卧，极度疲乏，昏昏欲睡，呼吸微弱；苔白，脉沉微细。

**治则** 回阳救逆，温通血脉。

**疗法** **①** 敷脐疗法　开始将细辛、花椒各1袋用生理盐水调成糊状纳脐中，每次将暖水袋（包上毛巾防止烫伤）热敷下腹0.5小时。一天治疗一次，7次为1个疗程。

**②** 隔盐灸　患者平躺于治疗床上，先用跌打万花油涂于肚脐周围，宽度约3寸，然后将粗盐平铺肚脐，平铺面积约超过肚脐3寸，厚度约1cm，然后将事先做好的约1元硬币大小的锥形艾炷放于肚脐上，用香点燃使其自然燃烧，当患者脐部有灼热感时，用镊子夹起艾炷，用棉签翻动粗盐，使热通过肚脐向下传导，然后再覆层粗盐，将之前未燃烧尽的艾炷继续放上，以患者耐受为度，若患者能忍受可将艾炷燃烧尽，若患者不能忍受，在患者再次感到灼热时用镊子拿掉，然后进行第2壮，共灸3壮。隔日治疗一次，7次为1个疗程。

# 血虚寒凝证

 **证候** 形寒肢冷，局部疼痛、喜暖。舌淡而黯，苔白，脉沉细。

 **治则** 补养气血，温通血脉。

 **疗法** ❶ 敷脐疗法　将中药（白术、吴茱萸、丁香、肉桂、当归、川芎、延胡索、厚朴、冰片等）制成浸膏，取海绵状的橡胶等材料为基质，按一定比例充分混匀，进行涂膏、切段、盖衬，切成小块，，检验分装而成。规格: 7cm×10cm/张，约含生药5g。每日早上1张，贴神阙穴12小时以上，痛重者疼痛部位加贴1张。一天治疗一次，30次为1个疗程。

❷ 艾灸神阙穴法　选用生地、肉苁蓉、菟丝子、吴茱萸、食盐各等份，碾末填脐，再加艾炷灸至局部皮肤潮红为度，然后进行第2壮，共灸3壮。一天治疗一次，30次为1个疗程。

# 气血两虚证

 **证候** 头晕目眩，少气微言，四肢倦怠，面色苍白或萎黄，疮口不敛。舌淡，苔白，脉细弱或虚大无力。

 **治则** 补养气血，生肌敛疮。

 **疗法** ❶ 敷脐疗法　治疗药贴直径为2cm，厚0.5cm，选择中医经典成方当归补血汤（黄芪30g，当归6g），研末，蜂蜜调糊，适量贴脐，每次1贴，留置24小时后除去。隔日治疗一次，30次为1个疗程。

❷ 隔槐树皮灸　药物：五灵脂（八钱，生用）、斗子青盐（五

钱，生用）、乳香（一钱）、没药（一钱）、天鼠粪（即夜明沙，二钱，微炒）、地鼠粪（三钱，微炒）、葱头（干者，二钱）、木通（三钱）、麝香（少许），上为细末，水和面作圆圈，置脐上，将前药末以二钱放于脐内，用槐皮剪钱，放于药上，以艾灸之，药与槐树皮不时添换，若患者不能忍受，在患者再次感到灼热时用镊子拿掉，然后再灸1壮。隔日治疗一次，7次为1个疗程。

## 五、按语

冻疮又称"水浸足""冻烂疮"等，是人体遭寒邪侵袭所引起的局部性或全身性损伤。临床上以暴露部位的局部性冻疮为常见，以局部肿胀、发凉、瘙痒、疼痛，皮肤紫斑或起水疱、溃疡为主要表现。发病原因主要为寒冷，人体遭到严寒侵袭后，尤其是在潮湿、刮风、防寒设备不良、衣帽和鞋袜紧小、长时间不活动等情况下易发生。若平素气血衰弱、疲劳、饥饿、对寒冷敏感，亦容易导致本病的发生。寒邪侵袭过久，耗伤元气，以致气血运行不畅、气血凝集而成冻疮，重者肌肤坏死、骨脱筋连，甚则阳气绝于外，荣卫结涩，不复流通而死。脐疗可引发经气，补气养血，温经通脉，促进气血运行，鼓邪外出，生肌敛疮，且对于某些服药时不配合的患者，此法尤其突显举足轻重的地位。如四肢冰冷，极度疲乏，昏昏欲睡，呼吸微弱者为阴盛阳衰证，予细辛、花椒颗粒剂盐水调和敷脐以温阳散寒或予隔盐灸温补肾阳。如形寒肢冷伴面色萎黄或苍白，皮肤毛发干枯者，予白术、吴茱萸、丁香、肉桂、当归、川芎、延胡索、厚朴、冰片制成浸膏敷脐以补血温阳，或脐部隔药艾灸以温通经脉。如伴头晕目眩，少气微言，四肢倦怠为气血两虚证，予当归补血汤药物研末，蜂蜜调和敷脐以补益气血。

## 六、注意事项

- 告知治疗目的，询问有无皮肤过敏史；

- 携用物至床旁；

- 协助患者取仰卧位，暴露腹部；

- 用生理盐水棉球擦净神阙穴污渍，观察局部皮肤情况；

- 协助患者穿衣，安置舒适体位，注意保暖；

- 艾灸不可离脐部太近，否则易烫伤；

- 敷药后注意局部反应，如痒、起红斑、丘疹、水疱为过敏，停脐疗，局部外涂糖皮质激素类药膏。

## 第二节　日晒疮（多形性日光疹）

### 一、定义

多形性日光疹是一种由于日光照射后出现的间歇性反复发作、具有多形皮损的慢性光感性皮肤病。以红斑、丘疹、结节、水疱、糜烂、结痂、落屑或苔藓样变等多形损害为特征。古代文献称之为"风毒肿"等，本病归属于中医学"日晒疮"范畴。（图5-2-1）

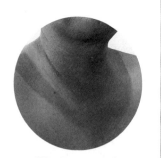

图5-2-1　日晒疮

## 二、病因病机

本病多由素体禀赋不耐，腠理不密，不能耐受日光暴晒，阳毒外侵，灼伤皮肤而发。

## 三、诊断要点

**①** 青年女性易发。发病与季节有关，春夏症状加重，秋冬自行减退或消退，次年又可复发。

**②** 好发于暴露部位，受累部位依次为颈下V形区、前臂伸侧和手背、上肢、面部、肩胛、股和下肢。

**③** 皮疹多形性，常于日晒后2小时~5天间局部皮肤烧灼感或瘙痒，数日后发疹，损害有红斑、丘疹、结节、水疱、糜烂、结痂、落屑或苔藓样变等。

**④** 一般反复发作数月乃至数十年。

## 四、辨证分型

### 血热壅肤证

**证候** 受日晒暴露部位之皮肤皮损以红斑、丘疹为主。初起潮红，日渐出现边界清晰、略高出皮肤的红斑或暗红斑，亦可见集簇成片、对称分布的针尖至绿豆大小的红丘疹；自觉瘙痒，口干欲饮，大便干结，小便短黄。舌淡红，苔薄黄，脉数。

**治则** 清热凉血，祛暑解毒。

**疗法** ❶ 敷脐疗法

（1）用桃仁、薄荷、蛇床子、荆芥、栀子各10g，樟脑2g，药物洁净、风干，粉碎备用。取10g中药粉用消毒纱布包扎，贴于局部消毒后的神阙穴，胶布封包四周固定。每日换药1次，7日为1个疗程。痒剧者，用5片4mg的扑尔敏，碾碎加入中药粉内。

（2）多塞平乳膏敷脐，以纱布固定。1次/日，每次4~6小时，7日为1个疗程。

❷ 神阙穴拔火罐法　患者仰卧，将酒精棉球点燃迅速投入罐内，随即取出，乘势将罐扣在脐部（神阙穴），待3~5分钟后将火罐取下。连续拔罐3次为1次，1日1次，3次为1个疗程。

❸ 脐部按摩　患者平卧，充分暴露腹部，取神阙穴，术者肘部悬空，拇指指腹紧贴患者脐部，有节律地连续屈伸拇指指间关节，同时做小幅度的顺时针旋转，对深部组织产生较强的振动按揉，按摩1分钟，休息1分钟，反复3次。

## 湿毒蕴结证

**证候**　皮损除红斑处，尚有水疱、糜烂、渗液、结痂等多形性表现。受日晒暴露部位皮肤，初起为红斑、丘疹，继而出现丘疱疹、水疱，甚则糜烂、渗液。当局部渗液减少后，可在糜烂面出现结痂、脱屑。自觉瘙痒、刺痛，常伴有身热、神疲乏力，食欲不振。舌质微红，苔微黄或腻，脉沉濡或滑数。

**治则**　健脾除湿，清热解毒。

**疗法**　❶ 敷脐疗法　选用苦参、黄连、黄柏、荆芥、防风、马齿苋、银花、地骨皮、白矾等量研末，用麻油调成糊状。敷于脐部，外用纱布固定。每日换药1次，7日为1个疗程。

❷ 神阙穴拔火罐法　患者仰卧，将酒精棉球点燃迅速投入罐内，随即取出，乘势将罐扣在脐部（神阙穴），待3~5分钟后将火罐取下。连续拔罐3次为1次，1日1次，3次为1个疗程。

❸ 脐部按摩　患者平卧，充分暴露腹部，取神阙穴，术者肘部悬空，拇指指腹紧贴患者脐部，有节律地连续屈伸拇指指间关节，同时做小幅度的顺时针旋转，对深部组织产生较强的振动按揉，按摩1分钟，休息1分钟，反复3次。

❹ 艾灸神阙法或隔姜灸

（1）悬起灸脐：点燃艾条，手持之在脐部上方悬起灸之，距离以脐部觉温热但又能耐受为度。每日一次，每次5～10分钟。7日为1个疗程。

（2）直接灸脐：将大小适中的艾炷，直接放在脐上（或放于麻纸上）施灸，当艾炷燃剩2/5而患者感到微微灼痛时，可易炷再灸。一般以脐部皮肤红晕而不起疱为度。

（3）隔姜灸：先用凡士林涂脐中，再用麻纸盖于穴上，纸中央放厚姜片，艾炷置于姜片上，燃之。每日一次，每次可燃3～4壮，7日为1个疗程。

## 五、按语

本病中医称之为日晒疮，日晒疮的病名首见于明·申斗垣《外科启玄·日晒疮》："日晒疮，三伏炎天，勤苦之人，劳于任务，不惜身命，受酷日晒曝，先疼后破，而成疮者，非血气所生也。"为后世医家认识本病奠定了基础。认为本病主要是由于禀赋不耐，腠理失却其致密防卫之功，以致不能耐受日光照射，毒热之邪郁于肌肤不得外泄而成。临床表现为多形性皮疹，如红斑、丘疹、水疱、糜烂、结痂等。中医临床主要分为血热壅肤、湿毒蕴结两个证型进行治疗，总的治疗法则是清热凉血、祛暑解毒、健脾除湿。西医认为多形性日光疹是一种日光诱发的迟发性变态反应性皮肤病。目前认为本病可能是对光照后诱发的光产物的一种细胞免疫反应，皮肤中有淋巴细胞浸润，还有多种炎性介质参与，致病光谱较宽。遗传、内分泌、年龄等因素也起一定作用。如皮疹颜色鲜红，以红斑丘疹为主，为血热壅肤证，予用桃仁、薄荷、蛇床子、荆芥、栀子、樟脑研末敷脐，以清热凉血；如瘙痒明显，予多塞平软膏敷脐以安神止痒。如皮损有糜烂渗出，为湿毒蕴结证，予苦参、黄连、黄柏、荆芥、防风、马齿苋、银花、地骨皮、白矾等量研末，麻油调糊敷脐以清热利湿解毒。脐部火罐、脐部顺时针按摩可泻火驱邪；脐部艾灸可祛除湿邪。

## 六、注意事项

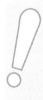

- 本法宜在室内进行，注意保暖，以免患者受凉，体虚者、老年人、小儿尤应注意；

- 刚吃完饭或空腹不宜灸脐；

- 孕妇宜慎用或忌用脐疗，以免发生堕胎流产；

- 久病体弱及有严重心脏病患者，用药量不宜过大，敷药时间不宜过长，病愈即去药，最好在医生指导下用药；

- 神阙穴拔罐应留意，火焰避免碰到罐口，以免烫伤。罐内的负压不宜过大，拔罐时间不宜过长，最好选择负压罐，由于负压罐易调整负压，而且不易烫伤皮肤；

- 敷药后注意局部反应，如痒、起红斑、丘疹、水疱为过敏，停脐疗，局部外涂糖皮质激素类药膏。

# 第三节　汗疹（痱）

## 一、定义

痱是由于环境中的气温高、湿度大，出汗过多不易蒸发，汗液使表皮角质层浸渍，致使汗腺导管口闭塞，汗腺导管内汗液潴留后内压增高而发生破裂，外溢的汗液渗入并刺激周围组织而于汗孔处出现丘疹、丘疱疹和小水疱。归属于中医学"汗疹"范畴。

## 二、病因病机

本病多由素体禀赋不耐，暑湿蕴蒸肌肤，汗泄不畅而致。

## 三、诊断要点

**①** 好发于夏秋高热潮湿季节，小儿易患。

**②** 多发于肘窝、腋窝、颈项、股内侧、妇女乳房下等皮肤皱襞部位。

**③** 皮疹为密集分布的丘疹、丘疱疹或非炎症性水疱，可伴有瘙痒或灼痛感。

**④** 天气转凉后好转。

## 四、辨证论治

### 暑湿蕴蒸证

 皮肤上出现针帽大小的白色小水疱，自觉症状不明显，可伴胸脘痞闷，汗出不畅，舌苔黄腻，脉濡数。

**治则**　解暑祛湿。

**疗法**　❶ 敷脐疗法　苍术、黄芩、生大黄、芒硝、丁香按3：2：2：2：1比例研细末，取药10g，以白醋调成糊状敷在脐上，用胶布固定，外敷2～4小时。一天治疗一次，7次为1个疗程。

❷ 神阙穴拔火罐法　患者仰卧，将酒精棉球点燃迅速投入罐内，随即取出，乘势将罐扣在脐部（神阙穴），待3～5分钟后将火罐取下。连续拔罐3回合，一天治疗一次，3次为1个疗程。

❸ 脐部按摩　患者平卧，充分暴露腹部，取神阙穴，术者肘部悬空，拇指指腹紧贴患者脐部，有节律地连续屈伸拇指指间关节，同时做小幅度的顺时针旋转，对深部组织产生较强的振动按揉，按摩1分钟，休息1分钟，反复3回合。一天治疗一次，7次为1个疗程。

## 暑热化毒证

**证候**　皮肤上出现针头大浅脓疱或脓性丘疱疹。可伴身热口渴，大便秘结，小便短赤，舌红苔黄，脉数。

**治则**　清热祛暑解毒。

**疗法**　❶ 敷脐疗法　葛根30g，生甘草10g，黄芩10g，黄连10g，丁香3g，肉桂5g等。上药焙干研碎成粉，用米醋调成干湿适宜的糊状，平铺在空药贴的圆环内，备用。将做好的药贴贴敷于患儿脐部，用胶布固定，外敷2～4小时。一天治疗一次，7次为1个疗程。

❷ 神阙穴拔火罐法　患者仰卧，将酒精棉球点燃迅速投入罐

内，随即取出，乘势将罐扣在脐部（神阙穴），待3~5分钟后将火罐取下。连续拔罐3回合，一天治疗一次，3次为1个疗程。

❸ 脐部按摩　患者平卧，充分暴露腹部，取神阙穴，术者肘部悬空，拇指指腹紧贴患者脐部，有节律地连续屈伸拇指指间关节，同时做小幅度的顺时针旋转，对深部组织产生较强的振动按揉，按摩1分钟，休息1分钟，反复3回合。一天治疗一次，7次为1个疗程。

## 湿热郁滞证

**证候**　皮肤上出现密集的针帽或粟粒状红色丘疹，丘疱疹，自觉灼热、瘙痒、刺痛，可伴有心烦口渴，小便短赤，舌红苔黄，脉滑数。

**治则**　清热利湿。

**疗法**　❶ 敷脐疗法　神阙穴贴敷止涎贴（取黄连、益智仁、吴茱萸、胆南星各5g以老陈醋适量调制成饼状），每晚临睡前敷于脐部，用纱布固定，外敷8~10小时。一天治疗一次，7次为1个疗程。

❷ 浴脐疗法　选取滑石（屑，二两）、大黄（二两）、雷丸（三十枚）、麻黄（一两半）、苦参（一两）、石膏（半两）、秦皮（一两），上七味，粗捣筛。以水七升，煮取五升，去滓，避风处温浴儿，先从脐淋之。一天治疗一次，7次为1个疗程。

## 五、按语

痱又称汗疹、热痱，多发生于暑热夏季大汗之后，是因汗腺周围发生炎症而致的皮肤病。中医认为痱子系由湿郁腠理、热蕴肌肤，肌腠不得发泄所致。脐疗是祖国医学中的一块瑰宝，是应用脐部神阙穴治疗疾病的一种外治法。脐既与十二经脉相联系，又与奇经八脉相通，也与脏腑相通，继而联系四肢百骸、五官九窍、皮肉筋膜。因此，在脐部施以灸法、中药、按摩等方法，可以清暑利湿，化热解毒，并疏通十二经脉、奇经八脉的经气，调整十二经脉、奇经八脉的气血，平衡各脏腑的功能，对痱病具有较好的疗效。如皮疹为白色小水疱，自觉症状不明显为暑湿蕴蒸证，予苍术、黄芩、生大黄、芒硝、丁香研末，白醋调糊敷脐以祛暑利湿；如有脓疱，伴身热口渴、大便秘结为暑热化毒证，予葛根、生甘草、黄芩、黄连、丁香、肉桂研末醋调敷脐以清解暑热；如皮疹为红色丘疹、丘疱疹为湿热郁滞证，予黄连、益智仁、吴茱萸、胆南星研末醋调敷脐以清热利湿。还可予滑石、大黄、雷丸、麻黄、苦参、石膏、秦皮煮水洗脐部。

## 六、注意事项

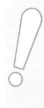

- 皮肤过敏者慎用；
- 敷药的药物厚薄要均匀，药物量太少太薄则药力不够，效果差；药物量太多太厚则浪费药物或剂量太大，出现不良反应或溢出，污染衣被；
- 治疗期间嘱清淡饮食，食易消化食物，少食多餐；
- 敷药后注意局部反应，如痒、起红斑、丘疹、水疱为过敏，停脐疗，局部外涂糖皮质激素类药膏。

## 参考文献

[1]  安蕊. 吴茱萸汤加减配合穴位贴敷神阙穴治疗寒凝血瘀型原发性痛经的临床观察[D]. 长春中医药大学, 2012.

[2]  张晓, 王强强. 隔盐灸神阙治疗寒凝血瘀型原发性痛经临床观察[J]. 上海针灸杂志, 2016, 35(02):175-177.

[3]  巴元明, 谈运良, 向楠, 等. 护胃膏敷贴神阙穴治疗虚寒证及气滞血瘀证胃脘痛的临床研究[J]. 中医杂志, 1998(03):151-153.

[4]  李芳莉. 熏脐灸治疗女性更年期综合征疗效观察[J]. 针灸临床杂志, 2004(08): 44-45.

[5]  陈雪, 钟兰. 强身保健药贴神阙穴透皮给药对气血两虚型慢性疲劳综合征患者免疫功能的影响[J]. 云南中医中药杂志, 2012, 33(3):19-21.

[6]  张威主编. 中华医书集成第十八册·针灸大成[M]. 北京:中医古籍出版社, 1999:265.

[7]  贾菊华, 周保锋, 王晓玫. 中药脐疗法治疗儿童泛发性过敏性皮肤病临床观察[J]. 湖北中医杂志, 2008, 30(9):31.

[8]  朱明芳. 中药敷脐治疗皮肤病[J]. 老年人, 2009, 7:55.

[9]  贺梅青. 中药敷脐法治疗婴幼儿泄泻112例辨证施护[J]. 浙江中西医结合杂志, 1999(05):74-75.

[10]  中华中医药学会皮肤科分会. 瘾疹（荨麻疹）中医治疗专家共识[J]. 中国中西医结合皮肤性病学杂志, 2017, 16(3):274-275.

[11]  刘霞, 陶硕. 神阙穴拔罐配合一指禅法治疗荨麻疹100例[J]. 陕西中医, 2004, 25(11):1026-1027.

[12]  王雅丽, 秦风华, 马庆华. 中药贴敷神阙穴治疗小儿湿热泄150例[J]. 河南中医, 2011, 31(05):500-501.

[13]  边天羽. 中西医结合皮肤病学[M]. 天津:科学技术出版社, 1996. 356.

[14]  杨剑波. 论敷脐疗法及其机理[J]. 中华中西医学杂志, 2006, 4(8):46-47.

[15]  郭亦男, 刘爽. 神阙穴贴敷止涎贴治疗脾胃湿热型小儿滞颐的疗效观察[J]. 中国中医药现代远程教育, 2015, 13(24):82-83.

[16]  宋·赵佶. 圣济总录[M]. 北京:人民卫生出版社, 2004:2033.

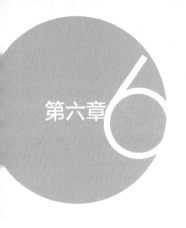

# 第六章 红斑鳞屑性皮肤病

## 第一节　白疕（银屑病）

### 一、定义

白疕是一种以红斑、丘疹、鳞屑为主要表现的慢性复发性炎症性皮肤病。其临床特点是在红斑基础上覆以多层银白色鳞屑，刮去鳞屑有薄膜及点状出血点。古代文献记载有"松皮癣""干癣""蛇虱""白壳疮"等病名。本病相当于西医的银屑病。

### 二、病因病机

本病总因营血亏损，血热内蕴，化燥生风，肌肤失于濡养所致。初期多为风寒或风热之邪侵袭肌肤，以致营卫失和，气血不畅，阻于肌表；或兼湿热蕴积，外不能宣泄，内不能利导，阻于肌表而发。病久多为气血耗伤，血虚风燥，肌肤失养；或因营血不足，气血循行受阻，以致瘀阻肌表而成；或禀赋不足，肝肾亏虚，冲任失调，营血亏损，而致本病。

## 三、诊断要点

**1** 红斑或丘疹上覆有厚层银白色鳞屑，抓之脱落，露出薄膜，刮之有出血点，即可诊断为寻常型银屑病。

**2** 有寻常型银屑病的皮疹，兼有密集米粒大小的脓疱，脓液培养无细菌生长，或伴有发热等全身症状，即为脓疱型银屑病。

**3** 有银屑病史或有其皮疹，伴有关节炎症状，远端小关节症状明显，但类风湿因子阴性者，可诊断为关节病型银屑病。

**4** 全身皮肤弥漫性潮红、浸润肿胀，伴有大量脱屑，可见片状正常皮肤（皮岛），表浅淋巴结肿大，血白细胞计数增高，全身症状明显者，可诊断为红皮病型银屑病。

## 四、辨证分型

### 血热内蕴证

**证候** 多见于银屑病进行期，发病急骤，新生点状皮疹，迅速出现，旧有皮疹迅速扩大，皮疹鲜红，皮屑较多，屑不能掩盖红斑，易于剥离，可见点状出血，同形反应常见，瘙痒相对较著。常伴有心烦易怒、口干舌燥、咽喉肿痛、便秘溲赤等全身症状。舌质红或绛，舌苔白或黄，脉弦滑或数。（图6-1-1）

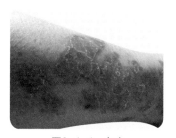

图6-1-1　白疕

**治则** 清热解毒，凉血活血。

**疗法** ❶ 敷脐疗法　升麻9g，葛根30g，赤芍10g，生地30g，大枫子9g，丹参9g，甘草9g，水牛角9g，冰片6g。上述药物研末，装瓶备用。将药粉填满脐眼，外贴胶布固定，24小时换药1次，7次为1个疗程。

❷ 神阙穴拔火罐法　患者仰卧，将酒精棉球点燃迅速投入罐内，随即取出，乘势将罐扣在脐部（神阙穴），待3~5分钟后将火罐取下。连续拔罐3回合，一天治疗一次，3次为1个疗程。

❸ 脐部按摩　患者平卧，充分暴露腹部，取神阙穴，术者肘部悬空，拇指指腹紧贴患者脐部，有节律地连续屈伸拇指指间关节，同时做小幅度的顺时针旋转，对深部组织产生较强的振动按揉，按摩1分钟，休息1分钟，反复3回合。一天治疗一次，7次为1个疗程。

## 血虚风燥证

**证候**　多见于银屑病静止期、消退期，病程日久，皮疹颜色淡红，皮肤干燥，脱屑；可伴口干咽燥，女性月经量少，舌质淡红，舌薄白或少苔，脉细或缓。（图6-1-2、图6-1-3）

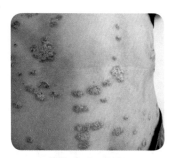

图6-1-2　白疕

**治则**　养血解毒，滋阴润肤。

**疗法**　❶ 敷脐疗法　防风、荆芥、当归、黄芪、川芎、丹皮、白鲜皮、地肤子等各适量研细末，陈醋调糊，填塞于脐窝，外用胶布固定，每日换药1次（敷药6~24

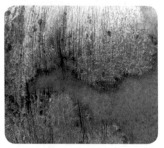

图6-1-3　白疕

小时），2周为1个疗程。

❷ 脐部按摩　患者平卧，充分暴露腹部，取神阙穴，术者肘部悬空，拇指指腹紧贴患者脐部，有节律地连续屈伸拇指指间关节，同时做小幅度的逆时针旋转，对深部组织产生较强的振动按揉，按摩1分钟，休息1分钟，反复3回合。一天治疗一次，7次为1个疗程。

## 气血瘀滞证

**证候**　病程较长，反复发作，经年不愈，皮损紫暗或色素沉着，鳞屑较厚，有的呈蛎壳状；或伴有关节活动不利，苔薄舌有瘀斑，脉细涩。（图6-1-4）

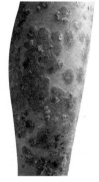

图6-1-4　白疕

**治则**　活血化瘀，养血润燥。

**疗法**　❶ 敷脐疗法　蜂房30g，板蓝根30g，补骨脂20g，鸡血藤20g，赤芍15g，当归20g，防风15g，乌梢蛇15g，珍珠母30g，白芍20g，三棱15g，莪术15g。上药研末，过筛，备用。用苯海拉明针25mg，维生素C针50mg将上药调成糊状，取药3g涂于1寸见方纱布上，填于神阙穴，外用胶布固定，24小时更换一次，15天为1个疗程。

❷ 神阙穴拔火罐法　患者仰卧，将酒精棉球点燃迅速投入罐内，随即取出，乘势将罐扣在脐部（神阙穴），待3~5分钟后将火罐取下。连续拔罐3回合，一天治疗一次，3次为1个疗程。

**❸ 脐部按摩**　患者平卧，充分暴露腹部，取神阙穴，术者肘部悬空，拇指指腹紧贴患者脐部，有节律地连续屈伸拇指指间关节，同时做小幅度的顺时针旋转，对深部组织产生较强的振动按揉，按摩1分钟，休息1分钟，反复3回合。一天治疗一次，7次为1个疗程。

## 湿热蕴阻证

**证候**　皮损有糜烂，鳞屑呈褐色、油状，多发于腋窝、乳房下、会阴等处，或局部有脓疱；可伴口苦咽干、胸腹胀满、食欲不振、小便黄。舌质红，苔黄腻，脉滑或数。

**治则**　清热利湿。

**疗法**

**❶ 敷脐疗法**　选用苦参、黄连、黄柏、荆芥、防风、马齿苋、银花、地骨皮、白矾等量研末，用麻油调成糊状。敷于脐部，外用纱布固定。每日换药1次，7日为1个疗程。

**❷ 神阙穴拔火罐法**　患者仰卧，将酒精棉球点燃迅速投入罐内，随即取出，乘势将罐扣在脐部（神阙穴），待3~5分钟后将火罐取下。连续拔罐3回合，一天治疗一次，3次为1个疗程。

**❸ 脐部按摩**　患者平卧，充分暴露腹部，取神阙穴，术者肘部悬空，拇指指腹紧贴患者脐部，有节律地连续屈伸拇指指间关节，同时做小幅度的旋转，对深部组织产生较强的振动按揉，按摩1分钟，休息1分钟，反复3回合。一天治疗一次，7次为1个疗程。

# 火毒炽盛证

多见于红皮病型银屑病。周身皮肤弥漫潮红、浸润、水肿，大量脱屑或伴有渗出，常伴发热、烦躁、便秘、溲赤。舌红绛，苔黄，脉弦数。（图6-1-5、图6-1-6）

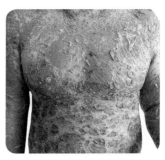

图6-1-5　白疕

治则　清热泻火，凉血解毒。

疗法　❶ 敷脐疗法　取生大黄粉10g，白鲜皮粉6g，温开水调成药糊，敷于神阙穴，用药前加姜汁15滴。下次用药前需将神阙穴擦洗干净，2天后再用。每月6次为1个疗程。

❷ 神阙穴拔火罐法　患者仰卧，将酒精棉球点燃迅速投

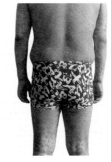

图6-1-6　白疕

入罐内，随即取出，乘势将罐扣在脐部（神阙穴），待3～5分钟后将火罐取下。连续拔罐3回合，一天治疗一次，3次为1个疗程。

❸ 脐部按摩　患者平卧，充分暴露腹部，取神阙穴，术者肘部悬空，拇指指腹紧贴患者脐部，有节律地连续屈伸拇指指间关节，同时做小幅度的旋转，对深部组织产生较强的振动按揉，按摩1分钟，休息1分钟，反复3回合。一天治疗一次，7次/疗程。

## 脓毒蕴蒸证

 **证候** 多见于泛发性脓疱病型银屑病。在水肿、灼热的潮红斑上可见密集的粟粒大小脓疱；伴寒战高热、烦躁、大便秘结、小便短赤。舌红，苔黄腻或有沟纹，脉弦滑数。（图6-1-7）

**治则** 清热凉血，解毒除湿。

**疗法** ❶ 敷脐疗法 牛角、生玳瑁、冰片、朱砂、菝葜、升麻、防风各适量研末，取药末与蜂蜜调制成饼状，填塞脐窝。1天1换，7天为1个疗程。

❷ 神阙穴拔火罐法 患者仰卧，将酒精棉球点燃迅速投入罐内，随即取出，乘势将罐扣在脐部（神阙穴），待3～5分钟后将火罐取下。连续拔罐3回合，一天治疗一次，3次为1个疗程。

❸ 脐部按摩 患者平卧，充分暴露腹部，取神阙穴，术者肘部悬空，拇指指腹紧贴患者脐部，有节律地连续屈伸拇指指间关节，同时做小幅度的顺时针旋转，对深部组织产生较强的振动按揉，按摩1分钟，休息1分钟，反复3回合。一天治疗一次，7次为1个疗程。

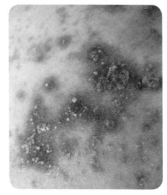

图6-1-7　白疕

## 风湿寒痹证

**证候** 多见于关节病型银屑病。初期关节红肿热痛，后期畸形弯曲，多侵犯远端指趾关节。皮疹红斑不鲜，鳞屑色白较厚，抓之易脱，常冬季加重或复发，夏季减轻或消失。伴畏冷、关节酸楚或疼痛，瘙痒不甚。皮疹或轻或重，皮损的病情变化多与关节症状的轻重相平行。舌淡苔薄白，脉濡滑。

 **治则**　疏风散寒，和营通络。

**疗法**　❶ 敷脐疗法　以吴茱萸、防风各2g研细末，米醋调成糊状敷脐，以填平脐窝为度，覆以保鲜膜，胶布固定。每天1次，每次4~6小时，7天为1个疗程。

❷ 神阙穴拔火罐法　患者仰卧，将酒精棉球点燃迅速投入罐内，随即取出，乘势将罐扣在脐部（神阙穴），待3~5分钟后将火罐取下。连续拔罐3回合，一天治疗一次，3次为1个疗程。

❸ 隔姜灸　先用凡士林涂脐中，再用麻纸盖于穴上，纸中央厚姜片，姜片扎孔，艾炷置于姜片上，燃之。每日一次，每次可燃3~4壮，7日为1个疗程。

## 五、按语

中医称银屑病为"白疕"，是一种常见的红斑鳞屑性皮肤病，该病病程缓慢，具有复发倾向，对患者的身心健康影响严重。历代中医文献中所记载的"蛇虱""疕风""松皮癣""干癣"等属于该病范畴。公元前14世纪，殷墟甲骨文中就有"疕"字的记载，当时泛指一般皮肤病，从其字形结构上看，是病字头加上一个匕首的匕，如同匕首刺入皮肤一样以形容其病情的顽固性。《诸病源候论·干癣候》记有："干癣，但有匡廓，皮枯索痒，搔之白屑出是也。"白疕作为病名始载于清代《外科大成·卷四》："白疕，肤如疹疥，色白而痒、搔起白疕，俗呼蛇虱，由风邪客于皮肤，血燥不能荣养所致。"《医宗金鉴·外科心法要诀》记载："白疕之形如疹疥，色白而痒多不快，由风邪客皮肤，亦由血燥难荣外。"不但描写了白疕的主要症状是皮疹色白有白屑，伴有瘙痒，同时阐明了发生的原因是由于风邪客于皮肤，或阴血枯燥不能营养于外而致。如皮疹新发，颜色鲜红，鳞屑不多为血热内蕴证，予升麻、葛根、赤芍、生地、大枫子、丹参、甘草、水牛角、冰片研末敷脐以疏风凉血清热；如皮疹颜色淡红，皮肤干燥，脱屑，口干咽燥为血虚风燥证，予防风、荆芥、当归、黄芪、川芎、丹皮、白鲜皮、地肤子研末，陈醋调糊敷脐以养血润肤止痒；如皮损颜色暗红或紫暗，鳞屑厚且固着为气滞血瘀证，予蜂房、板蓝根、补骨脂、鸡血藤、赤芍、当归、防风、乌梢蛇、珍珠母、白芍、三棱、莪术研末敷脐以活血化瘀，凉血润燥；如皮损有糜烂，鳞屑呈褐色、油状，伴胸腹胀满、食欲不振为湿热蕴阻证，予苦参、黄连、黄柏、荆芥、防风、马齿苋、银花、地骨皮、白矾研末，麻油调糊敷脐以清热利湿；如周身皮肤弥漫潮红肿胀，大量脱屑为火毒炽盛证，予生大黄粉、白鲜皮粉、大黄汁调和以清热解毒；如潮红斑上可见密集的粟粒大脓疱为脓毒蕴结证，予牛角、生玳瑁、冰片、朱砂、菝葜、升麻、防风研末，蜂蜜调糊敷脐以清营凉血；如伴关节肿痛、畏寒肢冷为风湿寒痹证，予吴茱萸、防风研末醋调敷脐以温阳散寒。脐部按摩顺时针为泻法，逆时针为补法。脐部火罐可驱散邪气。脐部艾灸尤其是隔姜灸可温中散寒。

## 六、注意事项

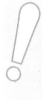

● 本法宜在室内进行，注意保暖，以免患者受凉，体虚者、老年人、小儿尤应注意；

● 刚吃完饭或空腹不宜灸脐；

● 孕妇宜慎用或忌用脐疗，有堕胎或毒副作用的药物更应慎用或禁用，以免发生堕胎流产；

● 久病体弱及有严重心脏病患者，用药量不宜过大，敷药时间不宜过长，病愈即去药，最好在医生指导下用药。

# 第二节 风热疮（玫瑰糠疹）

## 一、定义

风热疮是一种斑疹色红如玫瑰、脱屑如糠粃的急性自限性皮肤病。其特点是初发时多在躯干部先出现玫瑰红色母斑，其长轴与皮纹一致，上有糠粃样鳞屑，继则分批出现较多、形态相仿而较小的子斑。古代文献中又称"血疳疮""风癣""母子疮"等。相当于西医的玫瑰糠疹。（图6-2-1）

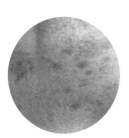

图6-2-1 风热疮

## 二、病因病机

本病多因血热内蕴，复外感风邪，致风热客于肌肤，腠理闭塞，营血失和而发病；或因风热日久化燥，灼伤津液，肌肤失养而致。

## 三、诊断要点

**1** 多见于春秋两季，好发于中青年。

**2** 好发于胸背（尤其胸部两侧）、腹部、四肢近端，颜面及小腿一般不发生。

**3** 皮损大多先在躯干或四肢局部出现一个圆形或椭圆形的淡红色斑片，称为原发斑或母斑，母斑出现1~2周后，在躯干及四肢等部位迅速分批出现形态相仿、范围较小的红斑。其长轴与皮纹走行一致，中心有细微皱纹，境界清楚，边缘不整，略似锯齿状，表面附有糠粃样鳞屑，多数孤立存在。自觉痒甚，一般无全身症状。

| ④ | 皮损成批出现，颜色常不一致，色鲜红至褐色、褐黄色或灰褐色不等。 | ⑤ | 预后良好，如不治疗，一般约4~6周可自然消退，但也可迁延2~3个月，甚至更长时间才能痊愈。消退时一般先自中央部开始，由黄红色渐变为黄褐色、淡褐色而消失，边缘消退较迟。 |

## 四、辨证论治

## 风热蕴肤证

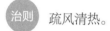 证候　发病急骤，片状皮疹呈圆形或椭圆形，色泽鲜红，上覆糠秕状鳞屑，上身分布多，可有瘙痒。溲赤，口干。舌红，苔或薄黄，脉浮数。

治则　疏风清热。

疗法　❶ 敷脐疗法

（1）多塞平乳膏敷脐，以纱布固定。1次/日，每次4~6小时，7日为1个疗程。

（2）将消风散用温水调成糊状，直接填敷于脐部（神阙穴），然后用胶布固定，外敷2~4小时，换药1次/日，7日为1个疗程。

❷ 神阙穴拔火罐法　患者仰卧，将酒精棉球点燃迅速投入罐内，随即取出，乘势将罐扣在脐部（神阙穴），待3~5分钟后将火罐取下。连续拔罐3次为1次，1日1次，3次为1个疗程。

❸ 脐部按摩　患者平卧，充分暴露腹部，取神阙穴，术者肘部悬空，拇指指腹紧贴患者脐部，有节律地连续屈伸拇指指间关节，同时做小幅度的顺时针旋转，对深部组织产生较强的振动按揉，按摩1分钟，休息1分钟，反复3次。

# 风热血热证

**证候** 皮损为鲜红或玫瑰红斑片，上覆少量鳞屑，分布于躯干四肢，瘙痒，病程长；伴溲赤、便秘。舌红，苔薄，脉滑数。

**治则** 清热凉血，祛风解毒。

**疗法** ❶ 敷脐疗法

（1）多塞平乳膏敷脐，以纱布固定。1次/日，每次4～6小时，7日为1个疗程。

（2）将凉血消风散用温水调成糊状，直接填敷于脐部（神阙穴），然后用胶布固定，外敷2～4小时，换药1次/日，7日为1个疗程。

❷ 脐部按摩 患者平卧，充分暴露腹部，取神阙穴，术者肘部悬空，拇指指腹紧贴患者脐部，有节律地连续屈伸拇指指间关节，同时做小幅度的顺时针旋转，对深部组织产生较强的振动按揉，按摩1分钟，休息1分钟，反复3次。

# 血虚风燥证

**证候** 病程已久，皮损淡红或暗红，上覆少量鳞屑，细如糠秕，分布于躯干四肢，痒轻。口干咽燥，舌红少苔，脉沉细。

**治则** 养血润肤，祛风止痒。

**疗法** ❶ 敷脐疗法

（1）当归、白芍、赤芍、生地、荆芥、防风、白鲜皮、蝉蜕、独活、柴胡、薄荷、甘草等量研粉。用法：取药粉适量，以蜂蜜调成糊状，贴敷于脐部，每天换药一次，7次为1个疗程。

（2）多塞平乳膏敷脐，以纱布固定。1次/日，每次4～6小时，7

日为1个疗程。

（3）脐部按摩：患者平卧，充分暴露腹部，取神阙穴，术者肘部悬空，拇指指腹紧贴患者脐部，有节律地连续屈伸拇指间关节，同时做小幅度的逆时针旋转，对深部组织产生较强的振动按揉，按摩1分钟，休息1分钟，反复3次。

❷ 艾灸神阙法

（1）悬起灸脐：点燃艾条，手持之在脐部上方悬起灸之，距离以脐部觉温热但又能耐受为度。每日一次，每次5～10分钟。7日为1个疗程。

（2）直接灸脐：将大小适中的艾炷，直接放在脐上（或放于麻纸上）施灸，当艾炷燃剩2/5而患者感到微微灼痛时，可易炷再灸。一般以脐部皮肤红晕而不起疱为度。

## 五、按语

风热疮，西医称之为玫瑰糠疹，是一种以覆有糠状鳞屑的玫瑰色斑疹、斑丘疹为典型皮损的炎症性、自限性丘疹鳞屑性皮肤病。一般采用抗过敏治疗，脐疗可清热疏风止痒。疾病进展期，皮疹颜色红，进行性加重，瘙痒明显可用疏风清热类药物敷期，也可脐部按摩以泻火。后期皮疹颜色暗淡，糠屑明显时宜养血润肤止痒，可应用敷脐疗法，脐部按摩及脐部艾灸。瘙痒明显者予多塞平软膏敷脐以安神止痒。

## 六、注意事项

- 按摩脐部时：注意术者术前剪短指甲，术中指腹与脐部的位置不能相对移动，以防损伤脐部皮肤；

- 刚吃完饭或空腹不宜灸脐；

- 艾灸不可离脐部太近，否则易烫伤；

- 治疗患儿时，不宜使用剧性药物，贴药时间也不宜过久；

- 幼儿不宜应用火罐、灸法，以免烫伤；

- 神阙穴拔罐应留意，火焰避免碰到罐口，以免烫伤。罐内的负压不宜过大，拔罐时间不宜过长，最好选择负压罐，由于负压罐易调整负压，而且不易烫伤皮肤；

- 使用多塞平疗法，患者年龄应≥7岁。

## 第三节　猫眼疮（多形红斑）

### 一、定义

　　猫眼疮是一种以靶形或虹膜状红斑为主，兼有丘疹或疱疹等多形性损害的急性炎症性皮肤病。其临床特点是起病急骤，皮损为红斑、丘疹，水疱等多形性损害。古代文献中又称为"雁疮"或"寒疮"。相当于西医的多形红斑。（图6-3-1、图6-3-2）

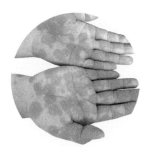

图6-3-1　猫眼疮

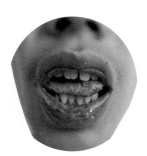

图6-3-2　猫眼疮

## 二、病因病机

本病多因素体禀赋不耐,复感风寒之邪,致营卫失和,气血凝滞,阻于肌肤;或饮食不节,脾胃湿热内蕴,外感风热,郁于肌肤;甚者毒热炽盛,内陷营血而成危候。

## 三、诊断要点

1. 多见于冬春两季,好发于青壮年,女性多于男性。
2. 好发于手、足背,颜面及四肢伸侧,严重者黏膜亦可受累,常呈对称性。
3. 多形性皮损,可出现红斑、丘疹、水疱、大疱、紫癜、风团等。虹膜状损害具有特征性。有黏膜损害,口腔、鼻、眼、尿道、肛门和呼吸道黏膜广泛累及。
4. 自觉烧灼、胀痛、瘙痒。严重者发病急骤,常有明显的全身症状,如发热、头痛、咽痛、关节痛等全身不适。
5. 可伴外周血白细胞增多,血沉增快,尿蛋白、红细胞及尿素氮增高。

## 四、辨证论治

### 血热证

**证候** 皮损较红,自觉灼热,常有发热,咽痛,口干,大便干,小便黄。舌红,苔白或黄,脉弦滑或微数。

**治则** 清热解毒凉血。

**疗法** 敷脐疗法 首乌、胡麻、苦参、威灵仙、刺蒺藜、荆芥、牛蒡子、蔓荆子、甘草各10g,菊花5g。将以上中药混合,碾成粉末,过80目筛即得。敷脐时将药粉放入洁净容器,用蜂蜜调匀成糊状,每天临睡前取药膏5g敷脐。7天为1个疗程,连续用2~4个疗程。

# 寒湿证

**证候** 皮疹颜色较暗，遇寒加重，手足发凉，大便不干或溏，小便清长。舌质淡，舌苔白，脉沉或迟。

**治则** 温阳散寒，健脾除湿。

**疗法** ❶ 敷脐疗法　明矾10g，青黛10g，芒硝10g，乳香10g，没药10g，冰片2g，血竭2g，制川草乌各5g。共研细末，装瓶备用。敷贴于神阙穴，每日敷6～8小时，每日更换1次。连用15天为1个疗程。

❷ 脐部温灸　神阙穴进行悬灸，距离大约3～5cm，灸约30分钟，以穴位处皮肤微红为度。医者将手放于灸处来掌握局部温度和以防艾灰掉落，发现艾条头灰发白时及时抖去艾灰。两组观察疗程均为7天。

❸ 隔姜灸　将鲜生姜片切成直径3cm、厚约0.2～0.3cm的生姜片，用针扎孔若干，置神阙穴上，用大艾炷点燃放在姜片中心施灸，若患者有灼痛感可将姜片提起，使之离开皮肤片刻，旋即放下。再行灸治，反复进行，以局部皮肤潮红湿润为度。一般每穴施灸5～7壮。每日1次，7日为1个疗程，连续3个疗程后开始疗效评价。

# 毒热证

**证候** 皮疹广泛，鲜红或紫红，见水疱、大疱，甚则出现紫斑、血疱，可伴有疼痛，口眼红赤，糜烂，渗出，疼痛，口唇焦燥，渴或不渴，便干尿黄，舌质红绛，苔少而干，脉细数。

清热解毒，凉血清营。

用生大黄、生山栀子、马钱子、赤芍、骨碎补、当归、三七、红花、冰片、樟脑。操作方法：将上述中药除冰片、樟脑外先拣净烘干混合均匀，粉粹后过50目筛。再将冰片、樟脑研细过100目筛，同前者药粉混合均匀，装密封容器中备用。取上述粉末15g，用0.9%氯化钠溶液湿润10分钟后装入自制药袋（5cm×5cm），敷于患者神阙穴上，每天2次，各敷1小时，7天为1个疗程。

## 五、按语

猫眼疮，现代医学称之为多形红斑，其中斑疹—丘疹型、水疱—大疱型多形红斑是皮肤科常见病之一，冬春季节感寒而发，发病率高。对其发病机制至今尚未完全明了。现代医学认为，其发病机制可能是皮肤的小血管对某些致敏性物质过敏所引起的反应，由寒冷引起者，是由于寒冷刺激导致小血管痉挛、收缩，微循环和免疫功能障碍，造成皮损局部的栓塞、瘀血、皮疹。治疗上应用抗组织胺类药物，疗效不能令人满意。重者应用皮质类固醇激素，但易产生不同程度的副作用。祖国医学认为，冬春季节素体阳虚，复感阴寒之邪，"寒性收引凝滞"，以致营卫不和，气血凝滞，郁于肌肤而发病。反复发作不愈必致络闭血瘀，气血运行不力，更使宿瘀不化，络失濡养，加重血脉瘀阻。故对久病不愈寒冷型多形红斑，我们采用补气养血、通络逐瘀，攻补兼施。现代药理研究证实，活血化瘀药具有改善血液流变学，增加有效循环量，改善微循环，并能降低毛细血管通透性，调节免役功能，增加人体抗低温、抗炎的作用，从而达到脉通瘀散的目的。如皮疹颜色鲜红，舌红苔白或薄黄为血热证，予首乌、胡麻、苦参、威灵仙、刺蒺藜、荆芥、牛蒡子、蔓荆子、甘草、菊花研末，蜂蜜调和敷脐以清热凉血、疏风止痒；如皮疹颜色暗红，肢冷畏寒为寒湿证，予生大黄、生山栀子、马钱子、赤芍、骨碎补、当归、三七、红花、冰片、樟脑研末敷脐以温经散寒、活血化瘀；如皮疹紫红，水疱或血疱为毒热证，予明矾、青黛、芒硝、乳香、没药、冰片、血竭、制川草乌研末敷脐以清营凉血、化瘀消斑。

## 六、注意事项

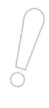

- 凡用溶剂调敷药物时，需随调配随敷用，以防蒸发；

- 若用膏药贴敷，在温化膏药时，应注意温度，以免烫伤或贴不住；

- 对刺激性强、毒性大的药物，贴敷穴不宜过多，贴敷面积不宜过大，贴敷时间不宜过长，以免发疱过大或药物中毒；

- 对久病、体弱、消瘦以及有严重心脏病、肝脏病等的患者，药量不宜过大，时间不宜过久，贴敷期间注意观察；

- 对于残留在皮肤的药膏等，不可用刺激性的物品擦洗。

## 第四节　逸风疮（副银屑病）

### 一、定义

中医称副银屑病为"逸风疮"，是一组以持久性鳞屑性炎症性皮疹为特征的皮肤病。该病好发于青壮年，以男性多见，不易治愈。临床上

可见大小不等的斑块、浸润、少许鳞屑，或丘疹、水疱、血疱、坏死，或丘疹、结节等皮损表现。（图6-4-1、图6-4-2）

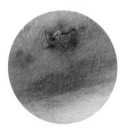

图6-4-1　逸风疮

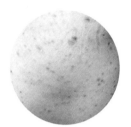

图6-4-2　逸风疮

## 二、病因病机

中医认为本病主要是由于素为热体，感风邪外袭，风热相搏，客于肌肤而成；或素体虚弱，气血不足，虚而生热，气虚血滞，瘀阻于肌肤而发；或湿蕴中焦，转枢不畅，稽邪而作。

## 三、诊断要点

1 > 多见于青壮年男性，患病率不高，属少见病，不易治愈。

2 > 临床根据皮疹形态和病情轻重，一般可将其分为四种类型：滴状副银屑病、苔藓样副银屑病、斑块状副银屑病、痘疮样副银屑病，各具典型皮损表现。

❶ 点滴型副银屑病：此型较为常见。发病部位：躯干及四肢，一般不发生于头面、掌跖和黏膜。皮疹特点：为淡红色或红褐色针头大至甲盖大小的丘疹浸润斑疹或斑丘疹，互不融合，表面覆以细薄的鳞屑，

无点状出血现象。

❷ 斑块型副银屑病：此型较少见。发病部位：躯干及四肢近心端，头面、手足偶可受累，不侵犯黏膜。皮疹特点：为境界清楚的斑块，硬币至手掌大小，数目不定，或相互融合，可有浸润，色淡红或紫褐，上附细薄鳞屑，无点状出血现象。部分皮疹中央吸收，出现皮肤萎缩，呈异色变化。

❸ 藓样型副银屑病：此型极少见。发病部位：颈部两侧、躯干、四肢及乳房处，极少见于颜面、掌跖及黏膜。皮疹特点：类似扁平苔藓的扁平小丘疹，表面覆有细薄鳞屑，不易剥离，坚韧，表面有蜡样光泽，丛集成网状斑片，排列如带状，可以有点状皮肤萎缩与异色症样改变。因表皮较薄，可看到真皮的毛细血管，故皮疹的颜色为淡红或暗红色。

❹ 疮样型副银屑病：又称急性痘疮样苔藓状糠疹，此型罕见。发病部位：躯干、上肢屈侧及腋部，不累及掌跖及黏膜。皮疹特点：为淡红色或红褐色针头至豌豆大的圆形丘疹，呈蜡样光泽，丘疹中央可见水疱或脓疱，中心凹陷如痘疮，并易出现坏死、出血及结痂，愈后留有光滑而微凹陷的瘢痕。

## 四、辨证论治

### 血热挟风证

**证候** 皮损为以四肢屈侧、躯干两侧为主的褐红或淡红色针头至甲盖大互不融合的丘疹、浸润性斑丘疹，上覆少许鳞屑，刮之无点状出血。可无不适或伴咽干、鼻燥、便秘，舌质红苔薄白，脉象滑或弦滑。

**治则** 凉血疏风，清热解毒。

**疗法** ❶ 敷脐疗法

（1）将凉血消风散用温水调成糊状，直接填敷于脐部（神阙穴），然后用胶布固定，外敷2~4小时，换药1次/日，7日为1个疗程。

（2）升麻9g，葛根30g，赤芍10g，生地30g，大枫子9g，丹参9g，甘草9g，水牛角9g，冰片6g。上述药物研末，装瓶备用。将药粉填满脐眼，外贴胶布固定，24小时换药1次，7次为1个疗程。

❷ 神阙穴拔火罐法　患者仰卧，将酒精棉球点燃迅速投入罐内，随即取出，乘势将罐扣在脐部（神阙穴），待3~5分钟后将火罐取下。连续拔罐3回合，一天治疗一次，3次为1个疗程。

❸ 脐部按摩　患者平卧，充分暴露腹部，取神阙穴，术者肘部悬空，拇指指腹紧贴患者脐部，有节律地连续屈伸拇指指间关节，同时做小幅度的顺时针旋转，对深部组织产生较强的振动按揉，按摩1分钟，休息1分钟，反复3回合。一天治疗一次，7次为1个疗程。

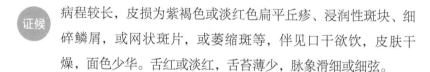

## 血虚风燥证

**证候** 病程较长，皮损为紫褐色或淡红色扁平丘疹、浸润性斑块、细碎鳞屑，或网状斑片，或萎缩斑等，伴见口干欲饮，皮肤干燥，面色少华。舌红或淡红，舌苔薄少，脉象滑细或细弦。

 **治则** 养血疏风，滋阴润燥。

 **疗法** ❶ 敷脐疗法　防风、荆芥、当归、黄芪、川芎、丹皮、白鲜皮、地肤子等各适量研细末，陈醋调糊，填塞于脐窝，外用胶布固定，每日换药1次（敷药6~24小时），2周为1个疗程。

❷ 神阙穴拔火罐法　患者仰卧，将酒精棉球点燃迅速投入罐

内，随即取出，乘势将罐扣在脐部（神阙穴），待3～5分钟后将火罐取下。连续拔罐3回合，一天治疗一次，3次为1个疗程。

❸ 脐部按摩　患者平卧，充分暴露腹部，取神阙穴，术者肘部悬空，拇指指腹紧贴患者脐部，有节律地连续屈伸拇指指间关节，同时做小幅度的逆时针旋转，对深部组织产生较强的振动按揉，按摩1分钟，休息1分钟，反复3回合。一天治疗一次，7次为1个疗程。

## 脾虚湿蕴证

**证候**　皮疹色淡，丘疹，斑块浸润或苔藓样肥厚或萎缩、或结节等，伴见纳呆，口不渴，或困乏，肢重等症者。舌质淡红或胖，苔腻，脉滑细。

**治则**　健脾除湿，养血活血。

**疗法**　❶ 敷脐疗法　生地15g，牡丹皮15g，牛蒡子10g，白鲜皮10g，金银花10g，薄荷10g，白木通10g，黄连30g，甘草30g，荆芥6g，肉桂6g。将其碾成粉末，过120目筛，治疗时将3g药粉末填平脐窝，外用无菌敷料覆盖脐部，每日1次，每次6～8小时，然后用温水洗净脐部，7次为1个疗程。

❷ 神阙穴拔火罐法　患者仰卧，将酒精棉球点燃迅速投入罐内，随即取出，乘势将罐扣在脐部（神阙穴），待3～5分钟后将火罐取下。连续拔罐3次为1次，1日1次，3次为1个疗程。

❸ 脐部按摩　患者平卧，充分暴露腹部，取神阙穴，术者肘部悬空，拇指指腹紧贴患者脐部，有节律地连续屈伸拇指指间关节，同时做小幅度的顺时针旋转，对深部组织产生较强的振动按揉，按摩1分钟，休息1分钟，反复3次。

**❹ 艾灸神阙法或隔姜灸**

（1）悬起灸脐：点燃艾条，手持之在脐部上方悬起灸之，距离以脐部觉温热但又能耐受为度。每日一次，每次5~10分钟。7日为1个疗程。

（2）直接灸脐：将大小适中的艾炷，直接放在脐上（或放于麻纸上）施灸，当艾炷燃剩2/5而患者感到微微灼痛时，可易炷再灸。一般以脐部皮肤红晕而不起疱为度。

（3）隔姜灸：先用凡士林涂脐中，再用麻纸盖于穴上，纸中央厚姜片，艾炷置于姜片上，燃之。每日一次，每次可燃3~4壮，7日为1个疗程。

## 五、按语

本病中医称之为逸风疮，认为本病主要是由于素为热体，感风邪外袭，风热相搏，客于肌肤而成；或素体虚弱，气血不足，虚而生热，气虚血滞，瘀阻于肌肤而发；或湿蕴中焦，转枢不畅，稽邪而作。临床主要表现以丘疹、斑块、浸润、鳞屑、坏死、萎缩斑、自觉症状轻微等为特点，多为慢性经过。中医临床主要分为血热挟风、血虚风燥、脾虚湿蕴三个证型进行治疗，总的治疗法则是凉血疏风，清热解毒，滋阴养血，健脾除湿。如皮疹颜色鲜红，鳞屑白为血热挟风证，予凉血消风散温水调糊敷脐以清热祛风；如热象重予升麻、葛根、赤芍、生地、大枫子、丹参、甘草、水牛角、冰片研末敷脐以凉血疏风；如皮损干燥，脱屑明显为血虚风燥证，予防风、荆芥、当归、黄芪、川芎、丹皮、白鲜皮、地肤子研末，陈醋调糊敷脐以养血润肤；如皮损肥厚或浸润，伴纳呆、口不渴、或困乏、肢重等症为脾虚湿盛证，予生地、牡丹皮、牛蒡子、白鲜皮、金银花、薄荷、白木通、黄连、甘草、荆芥、肉桂研末敷脐以健脾利湿。火罐和艾灸均可温阳祛湿。

## 六、注意事项

- 本法宜在室内进行，注意保暖，以免患者受凉，体虚者、老年人、小儿尤应注意；

- 刚吃完饭或空腹不宜灸脐；

- 孕妇忌用脐疗；

- 久病体弱及有严重心脏病患者，用药量不宜过大，敷药时间不宜过长，病愈即去药，最好在医生指导下用药；

- 敷药后注意局部反应，如痒、起红斑、丘疹、水疱为过敏，停脐疗，局部外涂糖皮质激素类药膏。

# 第五节　狐尿刺（毛发红糠疹）

## 一、定义

　　狐尿刺是一种病因不明、以局限性毛囊角化、掌跖角皮病和红皮病为特征的慢性鳞屑性角化性皮肤病。古代文献称之为"狐尿刺""狐狸刺"。本病相当西医的毛发红糠疹。（图6-5-1、图6-5-2、图6-5-3）

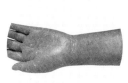
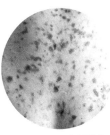
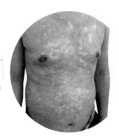

图6-5-1　狐尿刺　　　图6-5-2　狐尿刺　　　图6-5-3　狐尿刺

## 二、病因病机

本病多因气血不和，邪恋肌肤；或脾胃虚弱，中气不足，复感外邪，致使精微不化，气血生化失职，肌肤失养；或因胎中遗传；或由气血燔灼，毒热炽盛而致。

## 三、诊断要点

**❶** 损害为角质毛囊丘疹，呈圆锥形，淡红至暗红色，质硬，中有毛发，触之似棘刺，密集，融合成大小片，基底发红。在片状损害外围可见散在毛囊性丘疹。

**❷** 头皮、面部常伴有脂溢性皮炎表现，掌、跖伴角化过度和增厚；严重者皮损可波及全身，形成剥脱性红皮病；指甲也往往混浊、增厚，表面高低不平。

**❸** 皮损好发于手指和肘、膝伸侧，其次为躯干和四肢伸侧。指节背面毛囊性丘疹，颇具特征性。

**❹** 组织病理显示毛囊部位角化过度、片状角化不全、中度棘层肥厚及基底层液化变性，真皮上部近毛囊周围轻度慢性炎症浸润。

## 四、辨证分型

### 血热证

**证候** 病程短，头皮、面部或躯干皮疹色红、细碎脱屑，可见坚硬之丘疹，自觉瘙痒，或伴口干。舌红或淡红，苔薄白或薄黄，脉弦或滑。

**治则** 清热解毒，凉血疏风。

**疗法** **❶** 敷脐疗法　选用苦参、黄连、黄柏、荆芥、防风、马齿苋、金银花、地骨皮、白矾等量研末，用麻油调成糊状。敷于脐部，外用纱布固定。每日换药1次，7日为1个疗程。

❷ 神阙穴拔火罐法　患者仰卧，将酒精棉球点燃迅速投入罐内，随即取出，乘势将罐扣在脐部（神阙穴），待3～5分钟后将火罐取下。连续拔罐3回合，一天治疗一次，3次为1个疗程。

❸ 脐部按摩　患者平卧，充分暴露腹部，取神阙穴，术者肘部悬空，拇指指腹紧贴患者脐部，有节律地连续屈伸拇指指间关节，同时做小幅度的顺时针旋转，对深部组织产生较强的振动按揉，按摩1分钟，休息1分钟，反复3回合。一天治疗一次，7次为1个疗程。

## 血燥证

证候　病程日久，全身皮损干燥、脱屑，掌跖角化过度，指、趾甲增厚，可伴口唇干燥，皮肤发紧，便秘，少汗或无汗。舌质淡红，苔薄少，脉沉缓或细。

治则　健脾益气，养血活血。

疗法　❶ 敷脐疗法

（1）首乌、胡麻、苦参、威灵仙、刺蒺藜、荆芥、牛蒡子、蔓荆子、甘草各10g，菊花5g。将以上中药混合碾成粉末，过80目筛即得。敷脐时将药粉放入洁净容器，用蜂蜜调匀成糊状，每天临睡前取药膏5g敷脐，7天为1个疗程。

（2）当归、白芍、赤芍、生地、荆芥、防风、白鲜皮、蝉蜕、独活、柴胡、薄荷、甘草等量研粉。用法：取药粉适量，以蜂蜜调成糊状，贴敷于脐部，每天换药一次，7次为1个疗程。

❷ 脐部按摩　患者平卧，充分暴露腹部，取神阙穴，术者肘部悬空，拇指指腹紧贴患者脐部，有节律地连续屈伸拇指指间关节，同时做小幅度的逆时针旋转，对深部组织产生较强的振动

按揉，按摩1分钟，休息1分钟，反复3回合。一天治疗一次，7次为1个疗程。

## 五、按语

中医称毛发红糠疹为"狐尿刺"，对该病的描述中医文献应最早出自《千金翼方·卷二十》又名"狐狸刺"。孙氏云："凡诸螳螂之类，盛暑之时，多有孕育，著诸物上，必有精汁，其汁干久必有毒，人手触之…，则成其疾，名曰狐尿刺，日夜磣痛，不失眠睡。证见初起皮肤干燥，起红紫色斑疹…难以成眠。"《外台秘要》及《圣济总录》二书均记载为"狐尿刺"。如皮疹颜色鲜红，瘙痒明显为血热证，予苦参、黄连、黄柏、荆芥、防风、马齿苋、银花、地骨皮、白矾研末，麻油调糊敷脐以清热凉血止痒；脐部火罐和按摩可祛除热邪。如皮肤干燥，脱屑明显为血虚证，予首乌、胡麻、苦参、威灵仙、刺蒺藜、荆芥、牛蒡子、蔓荆子、甘草、菊花研末，蜂蜜调糊敷脐以养血润燥止痒；兼有肝郁者予当归、川芎、赤芍、生地、荆芥、防风、白鲜皮、蝉蜕、独活、柴胡、薄荷、甘草研末，蜂蜜调和敷脐以养血润肤，疏肝解郁。脐部逆时针按摩有补益作用。

## 六、注意事项

● 本法宜在室内进行，注意保暖，以免患者受凉，体虚者、老年人、小儿尤应注意；

● 孕妇宜忌用脐疗，以免发生堕胎流产；

● 久病体弱及有严重心脏病患者，用药量不宜过大，敷药时间不宜过长，病愈即去药，最好在医生指导下用药；

● 敷药后注意局部反应，如痒、起红斑、丘疹、水疱为过敏，停脐疗，局部外涂糖皮质激素类药膏。

# 第六节 紫癜风（扁平苔藓）

## 一、定义

紫癜风是一种复发性炎症性皮肤病。其临床特点是以紫红色的多角形扁平丘疹为典型皮损，表面有蜡样光泽，常伴有黏膜损害。古代文献称发于口腔黏膜者为"口糜""口破""口蕈"等。本病相当于西医的扁平苔藓，又称扁平红苔藓。（图6-6-1）

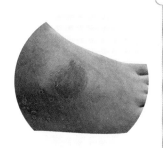

图6-6-1 紫癜风

## 二、病因病机

本病总由内因、外因致病邪气相合，气血凝滞，蕴阻皮肤、黏膜而成。可由感受风湿热之邪，搏于肌肤所致；久病血虚生风生燥；或肝肾阴虚，肌肤失于濡养而成；久病不愈，肝气郁滞，气滞血瘀，致皮损呈苔藓样斑片。

## 三、诊断要点

**❶** 好发于四肢屈侧，病程慢性，易反复发作。

**❷** 皮肤损害的典型皮损为紫红色、多角形扁平小丘疹。初起时为帽针或粟粒大，可逐渐增大到如扁平或蚕豆大，境界清楚，表面有蜡样薄膜，可见白色光泽小点或细浅的白色网状条纹，为特征性皮损。

**③** 黏膜损害较常见，以口腔及外阴为主，表现为树枝状或网状白色细纹，可形成糜烂及溃疡。

**④** 头皮受损可致永久性脱发。

**⑤** 病程慢性，可持续数月至数十年。

**⑥** 有不同程度的瘙痒。

## 四、辨证分型

### 风热相搏证

**证候** 发病初期，皮疹广泛，紫色扁平丘疹，瘙痒剧烈。舌质红，苔薄，脉弦数。

**治则** 祛风清热，活血止痒。

**疗法** **①** 敷脐疗法

（1）防风、蝉衣、苦参、浮萍、苍术各10g，上药共研细末，取适量温开水调敷脐上，外以医用胶布或创可贴固定，2天换药1次。

（2）5%多塞平乳膏敷脐，封填脐窝，然后用无菌敷料覆盖，每日保留4~6小时，每日1次，共用7~10天为1个疗程。

（3）将消风散用温水调成糊状，直接填敷于脐部（神阙穴），然后用胶布固定，外敷4~6小时，每日换药，7日为1个疗程。

**②** 神阙穴拔火罐法　患者仰卧，将酒精棉球点燃迅速投入罐内，随即取出，乘势将罐扣在脐部（神阙穴），待3~5分钟后将火罐取下。连续拔罐3回合，一天治疗一次，3次为1个疗程。

**③** 脐部按摩　患者平卧，充分暴露腹部，取神阙穴，术者肘部悬空，拇指指腹紧贴患者脐部，有节律地连续屈伸拇指指间关节，同时做小幅度的顺时针旋转，对深部组织产生较强的振动按揉，按摩1分钟，休息1分钟，反复3回合。一天治疗一次，7次为1个疗程。

# 血虚风燥证

**证候** 病程较长，皮疹较局限，皮色较暗红，皮疹融合成片状、线状、环状或疣状等，表面粗糙有糠状鳞屑，瘙痒难忍，舌质淡，苔薄，脉濡细。

**治则** 养血祛风，润燥活血。

**疗法** ❶ 敷脐疗法

（1）首乌、胡麻、苦参、威灵仙、刺蒺藜、荆芥、牛蒡子、蔓荆子、甘草各10g，菊花5g。将以上中药混合，碾成粉末，过80目筛即得。敷脐时将药粉放入洁净容器，用蜂蜜调匀成糊状，每天临睡前取药膏5g敷脐，7天1个疗程。

（2）当归、白芍、赤芍、生地、荆芥、防风、白鲜皮、蝉蜕、独活、柴胡、薄荷、甘草等量研粉。用法：取药粉适量，以蜂蜜调成糊状，贴敷于脐部，每天换药一次，7次为1个疗程。

❷ 神阙穴拔火罐法　患者仰卧，将酒精棉球点燃迅速投入罐内，随即取出，乘势将罐扣在脐部（神阙穴），待3~5分钟后将火罐取下。连续拔罐3回合，一天治疗一次，3次为1个疗程。

❸ 脐部按摩　患者平卧，充分暴露腹部，取神阙穴，术者肘部悬空，拇指指腹紧贴患者脐部，有节律地连续屈伸拇指指间关节，同时做小幅度的旋转，对深部组织产生较强的振动按揉，按摩1分钟，休息1分钟，反复3回合。一天治疗一次，7次为1个疗程。

# 肝肾阴虚证

**证候** 皮疹发于口腔黏膜，为点状或网状条纹，甚至出现糜烂、溃疡，伴喉痛咽干、口渴、性情急躁或情绪忧郁；皮疹发于阴部，表现为红而发亮、扁平多角形丘疹，可融合成环状，伴有小便短赤、尿道口刺痛等。舌质红，苔薄，脉细或细数。

**治则** 补益肝肾，滋阴降火。

**疗法** ❶ 敷脐疗法 挑选干净的干燥女贞子700g、旱莲草700g、炒栀子450g、淡豆豉280g、五倍子650g、柴胡350g、细辛80g、冰片150g，用小型打粉机粉碎过筛（80目），将过完筛的药粉装入大的密封塑料袋中，备用。使用时取适量分装在小的密封袋中，此为单人单疗程的药量。用药时取4g药粉，用适量开水调匀放入空白穴位贴中，待温度适中时贴于温水洗净的脐部，4小时后取下。一天治疗一次，14次为1个疗程。

❷ 神阙穴拔火罐法 患者仰卧，将酒精棉球点燃迅速投入罐内，随即取出，乘势将罐扣在脐部（神阙穴），待3~5分钟后将火罐取下。连续拔罐3回合，一天治疗一次，3次为1个疗程。

❸ 脐部按摩 患者平卧，充分暴露腹部，取神阙穴，术者肘部悬空，拇指指腹紧贴患者脐部，有节律地连续屈伸拇指间关节，同时做小幅度的逆时针旋转，对深部组织产生较强的振动按揉，按摩1分钟，休息1分钟，反复3回合。一天治疗一次，7次为1个疗程。

❹ 隔鳖甲灸 将鳖甲放于脐上，上置大艾炷，灸之，以穴位及其周围有温热感并现红晕为度，如感到太温热，可以提起鳖甲离皮肤少许，然后进行第2壮，共灸3壮。

## 气滞血瘀证

**证候** 病程日久，复有新疹出现，皮疹融合成疣状肥厚斑片，色褐红或紫红色，瘙痒剧烈，伴有口干、便秘、溲赤。舌质紫或有瘀斑，苔黄，脉涩。

治则 活血化瘀，清热解毒。

疗法 ❶ 敷脐疗法

（1）蜂房30g，板蓝根30g，补骨脂20g，鸡血藤20g，赤芍15g，当归20g，防风15g，乌梢蛇15g，珍珠母30g，白芍20g，三棱15g，莪术15g。上药研末，过筛，备用。用苯海拉明针25mg，维生素C针50mg将上药调成糊状，取药3g涂于1寸见方纱布上，填于神阙穴，外用胶布固定，24小时更换一次，15天为1个疗程。

（2）当归、川芎、香附、干姜、吴茱萸、延胡索、蒲黄、五灵脂中药磨粉分别过60目筛，制成每块重6.5g，面积为3cm×3cm的敷贴药饼。药饼敷贴在关元穴及神阙穴下方，用胶布固定于穴位上。每晚夜间贴敷时间8小时。一天治疗一次，7次为1个疗程。

❷ 神阙穴拔火罐法　患者仰卧，将酒精棉球点燃迅速投入罐内，随即取出，乘势将罐扣在脐部（神阙穴），待3~5分钟后将火罐取下。连续拔罐3回合，一天治疗一次，3次为1个疗程。

❸ 脐部按摩　患者平卧，充分暴露腹部，取神阙穴，术者肘部悬空，拇指指腹紧贴患者脐部，有节律地连续屈伸拇指指间关节，同时做小幅度的逆时针旋转，对深部组织产生较强的振动按揉，按摩1分钟，休息1分钟，反复3回合。一天治疗一次，7次为1个疗程。

## 五、按语

紫癜风病名，始见于宋代《圣济总录》。该书记载："紫癜风之状，皮肤生紫点，搔之皮起而不痒痛是也。"据现代临床观察，本病以皮肤出现紫红色扁平丘疹，剧烈瘙痒为其主要特点，近似西医学的扁平苔藓。如发病初期，皮疹广泛，紫色扁平丘疹，瘙痒剧烈为风热相搏证，予防风、蝉衣、苦参、浮萍、苍术研末敷脐以疏风清热；重者予消风散敷脐；瘙痒重者予多塞平软膏敷脐以安神止痒。若皮疹颜色紫暗，表面粗糙多屑者，予首乌、胡麻、苦参、威灵仙、刺蒺藜、荆芥、牛蒡子、蔓荆子、甘草、菊花研末敷脐以养血润燥、清热祛风；伴肝郁者予当归、川芎、赤芍、生地、荆芥、防风、白鲜皮、蝉蜕、独活、柴胡、薄荷、甘草研末敷脐以疏肝解郁、养血润燥。皮疹发生于黏膜，伴心烦口渴，失眠盗汗，头晕者为肝肾阴虚证，予女贞子、旱莲草、炒栀子、淡豆豉、五倍子、柴胡、细辛、冰片研末敷脐以滋阴润燥兼清虚热。若皮损紫红，伴有口渴不欲饮，舌紫暗瘀点瘀斑为气滞血瘀证，予蜂房、板蓝根、补骨脂、鸡血藤、赤芍、当归、防风、乌梢蛇、珍珠母、白芍、三棱、莪术研末敷脐以活血化瘀；瘙痒明显者予当归、川芎、香附、干姜、吴茱萸、延胡索、蒲黄、五灵脂研末敷脐。脐部火罐可泻火祛热；脐部按摩顺时针为泻法，逆时针为补法。

## 六、注意事项

- 本法宜在室内进行，注意保暖，以免患者受凉，体虚者、老年人、小儿尤应注意；

- 刚吃完饭或空腹不宜灸脐；

- 孕妇宜慎用或忌用脐疗，有堕胎或毒副作用的药物更应慎用或禁用，以免发生堕胎流产；

- 久病体弱及有严重心脏病患者，用药量不宜过大，敷药时间不宜过长，病愈即去药，最好在医生指导下用药；

- 敷药后注意局部反应，如痒、起红斑、丘疹、水疱为过敏，停脐疗，局部外涂糖皮质激素类药膏。

# 第七节 瘑疮（掌跖脓疱病）

## 一、定义

瘑疮是指局限于掌跖部的慢性、复发性疾病，以在红斑的基础上出现周期性的无菌性小脓疱，伴角化、鳞屑为临床特征。本病归属于古代文献"瘑疮"范畴。相当于西医的掌跖脓疱病。（图6-7-1）

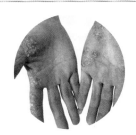

图6-7-1 瘑疮

## 二、病因病机

本病多因禀赋不足，肺脾失调，运化失职，水液代谢障碍，湿邪内蕴，复感风热毒邪，内外搏结，毒热蕴积肌肤，外发于四肢末端所致。血热外发则为红斑，热毒炽盛则化腐成脓。

## 三、诊断要点

**1** 好发于中年人。

**2** 发病部位是掌跖，跖部又比掌部多见。

**3** 病变可发于一侧，也可以对称或整个掌跖全部受累。

**4** 初始角质增厚，呈暗红色，伴有糠状脱屑。皮损扩大，局部充血，常成批出现数量不等，针尖、针头大深色水疱或黄色脓疱，逐渐增多，范围扩大。

**5** 伴有中等或严重瘙痒、烧灼或疼痛感。

**6** 本病易反复发作，缓解期长短不一。

## 四、辨证论治

### 热毒炽盛证

**证候** 皮疹见掌跖部脓疱，反复发作，甚则皮疹可泛发于肘、膝等其他部位，伴发热、口渴，舌质红绛。

**治则** 清热解毒，凉血清营。

**疗法** 敷脐疗法

（1）取生大黄粉10g，白鲜皮粉6g，温开水调成药糊，敷于神阙穴，用药前加姜汁15滴。外敷1～2天，下次用药前需将神阙穴擦洗干净后再敷药。每6次为1个疗程。

（2）填药法：全蝎、蜈蚣、土鳖虫、地龙各等份焙干共为细末，用时用白酒调成膏状敷脐，外用纱布包扎固定，2天换药1次，10天为1个疗程。

### 湿热蕴结证

**证候** 皮疹以糜烂渗出为主，脓疱少见，见痂皮脱落，以足跖部为主，舌红，苔黄腻，脉滑数。

**治则** 清热解毒，健脾除湿。

**疗法** ❶ 敷脐疗法

（1）生地15g，牡丹皮15g，牛蒡子10g，白鲜皮10g，金银花10g，薄荷10g，白木通10g，黄连30g，甘草30g，荆芥6g，肉桂6g。将其碾成粉末，过120目筛，治疗时将3g药粉末填平脐窝，外用无菌敷料覆盖脐部，1次/天，每次6～8小时，然后用温水洗净脐部，7次为1个疗程。

（2）防风、荆芥、当归、黄芪、川芎、丹皮、白鲜皮、地肤子等各适量研细末，陈醋调湿，填塞于脐窝，外用胶布固定，每日换药1次，2周为1个疗程。

**❷ 隔盐灸**

将纯净干燥的食盐填敷于脐部，使与脐平，上置艾炷，灸3壮；对照组只进行针刺治疗。每周治疗2次，8次为1个疗程，治疗3个疗程。

## 五、按语

中医方面其临床特点与中医古代文献所载"癌疮"类似，应属中医学癌疮范畴。如明代《疡科准绳·卷五》记载："病疮者，由腠理虚，风湿之气入于血分，结聚所生也。多著手足间，递相对，如新生茱萸子。痛痒抓搔成疮，黄汁出，浸淫生长，拆裂，时瘥时剧，变化生虫，故名癌疮。"肚脐，从中医经络学角度来说，即神阙穴，它内通十二经脉、五脏六腑，外联皮肉筋骨、四肢百骸。从现代医学角度来分析，脐部表皮角质层薄弱，药物最易穿透弥散，脐下腹膜还分布有丰富的动、静脉，所以药物容易进入血液循环。故用脐疗法能取得很好的疗效。如皮损颜色鲜红，脓疮较多，伴口渴、便干溲赤者为热毒炽盛证，予生大黄粉、白鲜皮粉敷脐以清热解毒；重者予全蝎、蜈蚣、土鳖虫、地龙研末敷脐。糜烂渗出明显者为湿热蕴结证，予生地、牡丹皮、牛蒡子、白鲜皮、金银花、薄荷、白木通、黄连、甘草、荆芥、肉桂研末敷脐以清热利湿、凉血止痒；兼有气血不足者予防风、荆芥、当归、黄芪、川芎、丹皮、白鲜皮、地肤子研末醋调敷脐；也可隔盐灸温化湿邪。

## 六、注意事项

- 详细询问过敏史；
- 刚吃完饭或空腹不宜灸脐；
- 艾灸不可离脐部太近，否则易烫伤；
- 敷药后注意局部反应，如痒、起红斑、丘疹、水疱为过敏，停脐疗，局部外涂糖皮质激素类药膏。

### 参考文献

[1] 杨恒玲. 中药填脐疗法治疗银屑病106例疗效观察[J]. 北京中医学院学报，1991，1:35.

[2] 周克伟，郑义宏，赵丽艳，等. 保湿干预联合脐疗治疗单纯性老年瘙痒症临床观察[J]. 中国中医药现代远程教育，2017，15(13)，81-82.

[3] 马付山，张永轩. 消银散为主治疗银屑病130例[J]. 国医论坛，1995，4:37.

[4] 朱明芳. 中药敷脐治疗皮肤病[J]. 老年人，2009，7:55.

[5] 安晶，刘杰. 四结合治疗银屑病50例的疗效观察[J]. 人人健康(医学导刊)，2007:96.

[6] 喻文球. 药物封脐疗法在皮肤病中的应用[J]. 江西中医学院学报，2000，12(2):57-58.

[7] 宋修亭，高敬芝，王春梅. 吴茱萸散敷脐治疗慢性过敏性荨麻疹136例[J]. 四川中医，2006，24(6):83.

[8] 施志明，张为. 多塞平乳膏敷脐治疗慢性荨麻疹疗效观察[J]. 中国中西医结合皮肤性病学杂志，2003，2(1):54.

[9] 边天羽. 中西医结合皮肤病学[M]. 天津:科学技术出版社，1996. 356.

[10] 中华中医药学会皮肤科分会. 瘾疹(荨麻疹)中医治疗专家共识[J]. 中国中西医结合皮肤性病学杂志，2017，16(3):274-275.

[11] 徐淑华，刘莹，石桂珍. 神阙穴拔火罐治疗急性荨麻疹123例[J]. 现代中西

医结合杂志，2007，16(22):3208.

[12] 黎婵. 神阙穴拔火罐治疗急性荨麻疹的临床观察[J]. 光明中医，2018，3(4)，4544-545.

[13] 于建华，李爱莉. 皮肤病的脐敷疗法[C]. 全国中药研究与开发学术研讨会论文集，2001，07:58.

[14] 谢云芳，邱根祥，徐忠良，许远. 脐疗结合中药外洗治疗小儿湿疹30例[J]. 浙江中医杂志，2016，8(51):585.

[15] 李亮. 欧阳坤根癌痛散外敷神阙联合强阿片类镇痛药治疗晚期癌痛的临床观察[J]. 临床医药文献杂志，2017，4(74):14601-14602.

[16] 王全权，宗芳，黄慧敏，等推拿手法结合神阙灸治疗小儿腹泻疗效观察[J]. 中国中医急症，2016，25(10):1963-1965.

[17] 张春字. 推拿联合中药敷脐治疗小儿腹泻64例疗效分析[J]. 中华全科医学，2015，13(6):964—965.

[18] 刘桂娟，徐小溪，蔡福金，等. 针刺推拿配合神阙灸治疗小儿秋季腹泻100例[J]. 河北中医药学报，2012，27(4):40.

[19] 王海明，关元. 神阙穴隔姜灸治疗原发性痛经寒湿凝滞型的疗效观察[J]. 中国民族民间医药，2012，2(13):88.

[20] 孙卫强，姜红江，杨树彬. 中医外治法－脐疗在骨折后肢体肿胀疼痛治疗中作用的研究[J]. 中国保健营养，6764.

[21] 雷淑英. 中药粉剂贴脐疗法治疗婴儿湿疹疗效观察[J]. 中国中西医结合皮肤性病学杂志，2005，4(3):136.

[22] 刘征. 自拟方贴脐治疗乳腺癌肝肾阴虚证的临床研究[D]. 云南中医学院，2016.

[23] 贾红玲. 中医脐疗的文献研究[D]. 2010年，3-9.

[24] 马付山，张永轩. 消银散为主治疗银屑病130例[J]. 国医论坛，1995，4:37.

[25] 郭顺利，杨淑龄，陈建霖，等. 痛经贴治疗气滞血瘀型痛经31例临床症状改善观察[J]. 成都中医药大学学报，2014，37(03):72-75.

[26] 安晶，刘杰. 四结合治疗银屑病50例的疗效观察[J]. 人人健康(医学导刊)，2007:96.

[27] 韩永胜，杜友明，王琳. 外涂加脐疗治疗寻常型银屑病20例[J]. 中医外治杂志，2007，16(3):31.

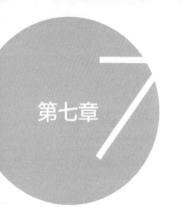

# 第七章  皮肤附属器性皮肤病

## 第一节  粉刺（痤疮）

### 一、定义

粉刺是一种颜面、胸背等处毛囊、皮脂腺的慢性炎症性皮肤病。其特征为散在颜面、胸、背等处的针头或米粒大小皮疹，如刺，可挤出白色粉渣样物，故称粉刺。古代文献又称之为"皶""痤""面疱""皶疱""肺风粉刺""酒刺"等，俗称"暗疮""青春痘"。本病相当于西医的痤疮。

### 二、病因病机

本病多因素体阳热偏盛，肺经蕴热，复感风邪，熏蒸面部而发；或过食辛辣肥甘厚味，助湿化热，湿热蕴结，上蒸颜面而致；或因脾气不足，运化失常，湿浊内停，郁久化热，热灼津液，煎炼成痰，湿热浊痰瘀滞肌肤而发。

## 三、诊断要点

**1** 常见于青年男女。

**2** 多发于颜面、上胸、背部等皮脂腺丰富的部位。

**3** 初起多为细小皮色丘疹，白头或黑头粉刺，接着出现脓疱，严重可有结节、囊肿。反复发作或挑刺后，留下凹凸不平的瘢痕及色素沉着。

**4** 一般无明显全身症状，可有轻微瘙痒或疼痛。

## 四、辨证论治

### 阴虚内热证

**证候** 面部皮疹以红色或皮色粉刺丘疹为主，或伴有小脓疱、小结节。口干、心烦、失眠多梦、大便干结、小便短赤。舌红少苔或薄黄苔，脉数或细数。（图7-1-1、图7-1-2）

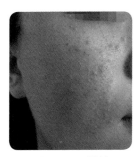 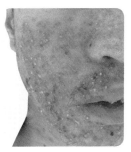

图7-1-1 粉刺　　　　　图7-1-2 粉刺

**治则** 滋阴泄火，清肺凉血。

**疗法** **1** 敷脐疗法　每晚睡前30分钟，患者取平卧位或半坐卧位，充分暴露神阙穴，医者观察神阙穴以及周围皮肤是否完整，要求无伤口、皮疹等。用75%乙醇棉球消毒神阙穴及周围皮肤，若患者对乙醇过敏也可用温开水清洁局部皮肤，待干15秒。取五倍子粉末2g倒入药杯，加入事先用1ml针筒抽取好的食用醋0.5ml，用竹签顺时针搅拌至黏糊状，取适量五倍子糊，用一块2cm×2cm大小的纱布外包以防止药物外溢，放于神阙穴上，并轻轻按压，用透明敷贴封贴，同时透过透明敷贴也便于观察局部皮肤反应。医者于次日早晨将敷贴逆着毛孔方向撕下，取出五倍子糊，用温水清洗神阙穴以及局部皮肤，观察皮肤是否有过敏现象。一天治疗一次，7次为1个疗程。

❷ 隔鳖甲灸 将鳖甲放于脐上，上置大艾炷，灸之，以穴位及其周围有温热感并现红晕为度，如感到太温热，可以提起鳖甲离皮肤少许，然后进行第2壮，共灸3壮。

 **疗程** 一天治疗一次，7次/疗程。

## 瘀热痰结证

 **证候** 面部皮损以红色或暗红色结节、囊肿和凹凸不平的瘢痕为上，或伴有小脓疱、丘疹粉刺和色素沉着，舌红或暗红有瘀点，苔薄黄，脉弦滑或细弦。（图7-1-3、图7-1-4）

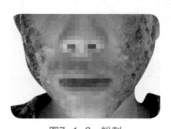

图7-1-3 粉刺

**治则** 养阴清热，化瘀散结。

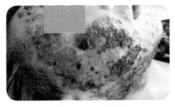

图7-1-4 粉刺

**疗法** ❶ 敷脐疗法 何首乌（制）、生山楂、生大黄、泽泻、丹参、冰片，制成药粉，按药5份，食醋3份，凡士林3份剂量比例调配成药丸并压成饼备用。酒精消毒神阙穴周围，放上药饼用脐贴固定。每次贴敷12小时。一周治疗3次，3个月为1个疗程。

❷ 盦脐法 用田螺一个，连壳捣烂，入麝香少许，盦脐内，外用膏药封之，每次贴敷4～6小时。一天治疗一次，7次为1个疗程。

## 冲任不调证

**证候** 本证见于女子，面部痤疮皮损的发生和轻重与月经周期有明显关系。月经前面部皮疹明显增多加重，月经后皮疹减少减轻。或伴有月经不调，月经量少，经前心烦易怒。乳房胀痛不止。舌红苔薄黄，脉弦细数。

**治则** 养阴清热，调理冲任。

**疗法** 薰脐疗法 人工麝香、龙骨、蛇骨、木香、雄黄、朱砂、乳香、没药、丁香、胡椒、青盐、夜明砂、五灵脂、小茴香、两头尖。各等分研为细末，瓷罐贮藏，切勿浅气。其中人工麝香临用时另研备用。用法：人工麝香先放脐心，再用面粉作一圆圈套在脐周，然后装满适量药粉，外盖槐树皮或生姜片，用艾灸之，按年龄推算，随时更换槐树皮或生姜片，防止烧伤皮肤。每次20分钟。一周治疗3次，1个月为1个疗程。

## 五、按语

粉刺西医称之为"痤疮"，是青春期常见的慢性炎症性皮肤病。本病好发于颜面部，以粉刺、丘疹、脓疱、结节、囊肿为主要表现，甚至形成瘢痕，严重影响患者容貌。祖国医学认为，痤疮的发生主要与阴虚内热、痰热瘀结，以及冲任失调等因素相关。治疗多从肺、肠胃、脾、肝、肾等脏腑下手，采用养阴清热、化瘀散结、泻火解毒、调理冲任等治法。而脐疗方法的应用丰富了痤疮的中医治疗手段。根据古今文献记载，脐疗法是以药丸纳入脐中外盖膏药，或以药饼敷脐，以胶布固定，或熨脐、灸脐，或在脐部拔罐，以治疗某些急慢性疾病的外治法。《理瀹骈文》收集脐疗验方达百余种之多。吴尚先认为"中焦之病，以敷脐为主"，"对上下焦之病也可用敷脐而上下相应"。由此可见，药物作用于脐部，既有穴位的刺激作用，又有药物本身的功能，它可通脐，藉奇经八脉和十二经络及其十二别经之循行，输于五脏六腑，布于全身，直达病所，治疗疾病，效力广，为临床医生所推崇。如头面胸背起丘疹、脓疱，伴口干、心烦、失眠多梦为阴虚内热证，予五倍子研末敷脐或隔鳖甲灸以滋阴清热。如皮损以结节、囊肿为主，为瘀热痰结证，予何首乌（制）、生山楂、生大黄、泽泻、丹参、冰片研末醋调敷脐以活血化瘀、祛痰散结；也可将田螺捣烂敷脐。月经前后，皮损加重，伴有月经病者为冲任不调证，予人工麝香、龙骨、蛇骨、木香、雄黄、朱砂、乳香、没药、丁香、胡椒、青盐、夜明砂、五灵脂、小茴、两头尖疏肝理气，调理冲任。

# 六、注意事项

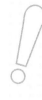

- 一小部分患者在穴位贴敷过程中会出现一些局部的不适，如麻木、瘙痒、针刺感、疼痛、凉等，这些反应都是药物吸收过程中的正常反应，不用停用或更换贴剂。若是感觉非常强烈，甚至不能忍受，请患者实时取下穴位贴，并用净水冲洗穴位贴敷处。不可搓、抓、挠局部，也不可使用洗浴及止痒的物品，防止进一步刺激局部皮肤。

- 贴敷药物当天不要吃生冷油腻的食物，减少运动量，尽量不要出汗，也不要进入空调房间，不要吹风扇等，不要用碱性物品洗浴。

- 注意防止药物污损衣服。

- 尽可能地避免食用发物，如辛辣食品、海鲜及牛羊肉等，禁烟酒。

- 贴敷时间不宜过久，以4小时为宜。如中途出现皮肤明显灼痛感难以耐受者则立即将穴位贴拿掉。少数局部发红起疱者，可用院内黄金万红膏涂擦，或按烧伤处理。

- 取下药物后注意清洁皮肤，并保持脐部干燥。

- 禁忌证：急性发热期的患者、妊娠期妇女、糖尿病血糖控制不理想的患者、瘢痕体质、有严重皮肤病者禁用此疗法。

## 第二节　酒渣鼻（酒渣鼻）

### 一、定义

　　酒渣鼻是一种发生在颜面中部，以红斑和毛细血管扩张及丘疹、脓疱为主要表现的慢性皮肤病。因鼻色紫红如酒渣故名。古代文献又称之为"酒糟鼻""酒齄鼻""齇鼻""赤鼻""酒皶""鼻准红赤"等，俗称"红鼻子"。本病西医亦称之为酒渣鼻。（图7-2-1、图7-2-2、图7-2-3）

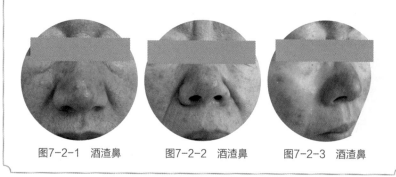

图7-2-1　酒渣鼻　　　　图7-2-2　酒渣鼻　　　　图7-2-3　酒渣鼻

### 二、病因病机

　　本病多因肺胃积热上蒸，复感风寒外袭，血瘀凝结而成；或嗜酒之人，酒气熏蒸，郁而化火，上熏于面所致；或病久邪热稽留，气血运行受阻，致气滞血瘀，郁结肌肤而成。

## 三、诊断要点

**❶** 多发于成年人及中年人，女性多于男性，但男性患者病情多较重。

**❷** 皮损好发于颜面的中央部，如鼻尖、鼻翼、前额、眉间、双颊及下颏，对称分布，常伴皮脂溢出症。

**❸** 局部以毛细血管扩张、皮脂腺及结缔组织增生为主，有红斑、丘疹、脓疱等临床表现。

**❹** 病程缓慢，一般无自觉症状。

## 四、辨证论治

### 肺胃热盛证

**证候** 红斑多发于鼻尖或两翼，在红斑上出现痤疮样丘疹、脓疱，压之褪色。常嗜酒，便秘，饮食不节，口干口渴、便秘。舌红，苔薄黄，脉弦滑。

**治则** 清泻肺胃积热。

**疗法** 填脐治疗　应用交泰丸（明·韩懋《韩氏医通》方川黄连五钱，肉桂心五分）填脐，黄连与肉桂按比例，每次应用3g，研成粉剂后用凉开水调成糊状，团成丸状，填塞脐部，外以胶布固定，每次贴敷4～6小时。隔日治疗一次，10次为1个疗程。

### 热毒蕴肤证

**证候** 毛细血管扩张明显，局部灼热，口干。舌红绛，苔黄。多见于丘疹期。

**治则** 凉血清热，化湿解毒。

**疗法** ❶ 敷脐疗法　将大黄、黄芩、黄连、黄柏各15g研末成粉，用水蜜适量调和敷脐，用胶布固定，外敷2~4小时。一天治疗一次，7次为1个疗程。

❷ 神阙穴拔罐法　嘱患者仰卧，根据患者形体、年龄不同分别选取中小玻璃罐具，用镊子夹酒精棉球一个，点燃后放罐内绕1~3圈，然后将火退出，顺势迅速将火罐扣在神阙穴上，3~5分钟后取下，用同样方法连拔3遍，使所施术穴位皮肤潮红为度。一天治疗一次，7次为1个疗程。

## 气滞血瘀证

**证候** 鼻部组织增生，呈结节状，毛孔扩大。舌略红，脉沉缓。多见于鼻赘期。

**治则** 活血化瘀，行气散结。

**疗法** ❶ 敷脐疗法　当归、川芎、香附、干姜、吴茱萸、延胡索、蒲黄、五灵脂中药磨粉分别过60目筛，制成每块重6.5g，面积为3cm×3cm的敷贴药饼。药饼敷贴在关元穴及神阙穴下方，用胶布固定于穴位上。每晚夜间贴敷8小时。一天治疗一次，7次为1个疗程。

❷ 脐部按摩．患者平卧，充分暴露腹部，取神阙穴，术者肘部悬空，拇指指腹紧贴患者脐部，有节律地连续屈伸拇指指间关节，同时做小幅度的旋转，对深部组织产生较强的振动按揉，按摩1分钟，休息1分钟，反复3回合。一天治疗一次，7次为1个疗程。

## 五、按语

酒渣鼻是一种好发于颜面鼻部的慢性炎症性皮肤病。好发于中年人，女性多于男性，损害为弥漫性皮肤潮红，伴有丘疹、脓疱及毛细血管扩张等，患者多自觉鼻头部灼热，影响容貌。本病相当于西医外科文献所指之"酒渣鼻"。明·陈实功《外科正宗》说："肺风、粉刺、酒糟鼻三名同种，粉刺属肺，糟鼻属脾，总皆血热郁滞不散。"《医宗金鉴》说："肺风粉刺肺经热，面鼻疙瘩赤肿痛……"此论述指出酒糟鼻是由肺脾病变以致湿热之邪郁滞鼻、面部而生。神阙穴属任脉，任脉和督脉相表里，有总领气血的作用。冲与任同起于胞中，脐又为冲脉循行之地，冲、任、督一源而三歧，均受束于带脉。中药脐疗不仅有药物本身的效果，还有穴位刺激作用，热敷者还有灸的功能。脐疗则使药物直接作用于经脉，有利于药物效力的吸收，故中药脐疗的综合作用可影响冲、任、督、带的病理转化，促进气血循环，祛风散热，凉血活血，利湿解毒，从而达到治疗疾病的目的。徐大椿赞之："用膏贴之，闭塞其气，使药性从毛孔而入其腠理，通贯经络……较服药尤为有力。"临床上根据治疗需要，或用水调敷，或用醋调，或用酒炒，或用某药煎（取）汁调拌等，均可提高疗效。总之，脐部治疗方法简单，效果满意，值得推广。皮疹集中于鼻部，红斑上炎症性丘疹、脓疱为肺胃热盛证，予交泰丸填脐。如果毛细血管扩张明显，潮红肿胀，灼热感为热毒蕴肤证，予大黄、黄芩、黄连、黄柏研末敷脐以清热解毒。如结节，囊肿多或有鼻部组织增生为气滞血瘀证，予当归、川芎、香附、干姜、吴茱萸、延胡索、蒲黄、五灵脂研末敷脐以活血化瘀散结。

## 六、注意事项

- 按摩脐部时：注意术者术前剪短指甲，术中指腹与脐部的位置不能相对移动，以防损伤脐部皮肤；

- 本法用于小儿时，不宜使用剧性药物，贴药时间也不宜过久。

- 敷药后注意局部反应，如痒、起红斑、丘疹、水疱为过敏，停脐疗，局部外涂糖皮质激素类药膏。

## 第三节　油风（斑秃）

### 一、定义

油风是一种头发突然发生斑块状脱落的慢性皮肤病。其临床特点是脱发区皮肤变薄、光亮，感觉正常，无自觉症状。古代文献称之为"鬼舐头""鬼剃头"等。本病相当于西医的斑秃。（图7-3-1）

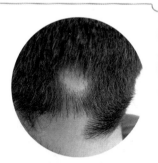

图7-3-1　油风

### 二、病因病机

由于血虚不能随气荣养皮肤，以致毛孔开张，风邪乘虚侵入，风盛血燥，发失所养而成片脱落；或因情志抑郁，肝气郁结，过分劳累，伤及心脾，气血生化不足，发失所养而致；因肝藏血，发为血之余，肾藏精，主骨生髓，其华在发，肝肾不足，精血亏虚，发失所养亦为本病主要原因。

## 三、诊断要点

**1**

头发脱落，呈圆形或不规则形，小如指甲，大如钱币或更大，少数全脱落。

**2**

局部皮肤无炎症，平滑光亮。

**3**

起病突然，无自觉症状，患者多在无意中发现。

**4**

病程缓慢，可持续数年或更久。

**5**

可发生于任何年龄，常在劳累，睡眠不足或有精神刺激后发生。

## 四、辨证论治

### 血热生风证

**证候** 突然脱发成片，偶有头皮痛痒或蚁走感，或伴有头部烘热、心烦易怒、急躁不安。舌质红、苔少，脉细数。个别患者还会相继发生眉毛、胡须脱落的现象。

**治则** 凉血息风，养阴护发。

**疗法** 敷脐疗法　大黄60g、芒硝40g、炒莱菔子30g、芦荟60g。焙干研面，过细筛，装瓶备用。每次取2g用香油调成糊状，贴敷神阙穴，以消毒纱布覆盖，胶布固定。每次贴敷8～12小时。一天治疗一次，5次为1个疗程。

# 肝郁血瘀证

**证候** 脱发前先有头痛、头皮刺痛或胸肋疼痛等自觉症状，继而出现斑片状脱发，甚者则发生全秃。常伴有夜多噩梦、失眠、烦躁易怒，或胸闷不畅，肋痛胁胀，喜叹息。舌质紫暗或有瘀斑，苔少，脉弦或沉涩。

**治则** 疏肝解郁，活血化瘀。

**疗法** 敷脐+神阙穴按摩疗法 行气活血散3~5g（川芎、三棱、青皮、红花、桃仁、柴胡、白芍）加凡士林调膏，敷贴神阙穴，其上以塑料薄膜覆盖，再铺以消毒敷料块，胶膏或较宽松紧带固定，24小时换药1次，并嘱做顺时针方向摩腹揉脐10次，早晚各1遍，15分钟/次。一天治疗一次，3个月为1个疗程。

# 气血两虚证

**证候** 病后、产后或久病脱发，脱发往往是渐进性加重，范围由小而大，数目由少而多，头皮光亮松软，在脱发区还能见到散在性参差不齐的残存头发，但轻轻触摸即脱落，伴唇白、心悸、神疲乏力、气短懒言、头晕眼花、嗜睡或失眠。舌质淡红、苔薄白，脉细弱。

**治则** 健脾益气，养血生发。

**疗法** ❶ 敷脐疗法 将制备好的脐贴（药物组成：熟地黄30g，五味子12g，乌梅12g，当归12g，丹参15g，地龙12g，地肤子12g，蝉蜕12g，白鲜皮15g，龙骨30g，牡蛎30g，珍珠母15g，炙甘草10g）贴于肚脐处，外用创可贴固定，每天换药1次，外敷2~4小时。一天治疗一次，7次为1个疗程。

❷ 按脐疗法 以手指（多用拇指）指腹或掌根着力于脐部或脐

周围，按压方向垂直向下，用力由轻到重，持续不断，使压力渗透至深部，每分钟80~120次，早晚各1遍，1分钟/次。一天治疗一次，7次为1个疗程。

## 肝肾不足证

**证候** 病程日久，平素头发枯黄或灰白，发病时头发呈大片均匀脱落，甚或全身毛发尽脱，或有脱发家族史。常伴膝软、头昏、耳鸣、目眩、遗精滑泄、失眠多梦、畏寒肢冷，舌淡苔薄或苔剥，脉细或沉细。

**治则** 滋补肝肾，填精生发。

**疗法** ❶ 敷脐疗法　挑选干净的干燥女贞子700g、旱莲草700g、炒栀子450g、淡豆豉280g、五倍子650g、柴胡350g、细辛80g、冰片150g，用小型打粉机粉碎过筛（80目），将过完筛的药粉装入大的密封塑料袋中，备用。用药时取4g药粉，用适量开水调匀放入空白穴位贴中，待温度适中时贴于温水洗净的脐部，4小时后取下。一天治疗一次，14次为1个疗程。

❷ 脐部导引疗法　又称为养脐法或炼脐法、意守脐部法，为一种脐部和呼吸、意守相结合的养生、锻炼、治疗方法。取卧位或坐位、站立，全身放松，二目微闭，鼻尖对准脐中，舌抵上腭正中；调匀呼吸，徐呼徐吸，吸时气从自然界由脐部而入，上行至肺，呼时其从肺下行至脐而出，一呼一吸，气从脐部时入时出，当口中津液满时，分3次缓慢咽下，想象中津液到达脐部而止。刚开始呼吸之气粗，逐渐变细，进而呼吸自然，感觉不到刻意呼吸，感到脐部气团温暖如火球，逐渐增大、温暖整个腹部。每天1次，每次1小时至数小时，夜晚或晨起前锻炼均

可。一天治疗一次，14次为1个疗程。

## 五、按语

油风病是一种突然发生的局限性脱发，可发于任何年龄，尤多发于儿童和青少年，常因精神因素引发，两性发病率无明显差异。西医称其为斑秃。脐部的表皮角质层最薄，屏障功能弱，皮下无脂肪，皮肤和筋膜、腹膜直接相连，渗透力强。且脐下腹膜有丰富的静脉网，腹下动脉分支也通过脐部，有利于药物吸收。脐部给药不经过消化系统，较少通过肝脏，避免了对消化道的刺激以及肝脏代谢对药物成分的破坏，从而能更好地发挥疗效。通过脐部治疗可以针对全身，调和阴阳，纠正气血失和，促进毛囊部位新发生长。突然脱发，发展较快，伴口渴、便干溲赤者为血热生风证，予大黄、芒硝、炒莱菔子、芦荟研末，麻油调和敷脐以清热凉血祛风。脱发伴烦躁易怒，胁肋胀痛者为肝郁血瘀证，予川芎、三棱、青皮、红花、桃仁、柴胡、白芍研末敷脐配合脐部按摩以疏肝理气、活血化瘀。脱发伴神疲乏力、气短懒言、头晕眼花，为气血两虚证，予熟地黄、五味子、乌梅、当归、丹参、地龙、地肤子、蝉蜕、白鲜皮、龙骨、牡蛎、珍珠母、炙甘草研末敷脐以补益气血、安神清热。如头发干枯，脱发伴腰膝酸软、头昏、耳鸣、目眩者为肝肾不足证，予女贞子、旱莲草、炒栀子、淡豆豉、五倍子、柴胡、细辛、冰片研末敷脐以补益肝肾；也可脐部导引以益肾填精，疏通经络。

## 六、注意事项

● 一小部分患者在穴位贴敷过程中会出现一些局部的不适，如麻木、瘙痒、针刺感、疼痛、凉等，这些反应都是药物吸收过程中的正常反应，不用停用或更换贴剂。若是感觉非常强烈，甚至不能忍受，请患者实时取下穴位贴，并用净水冲洗穴位贴敷处。不可搓、抓、挠局部，也不可使用洗浴及止痒的物品，防止进一步刺激局部皮肤；

- 贴敷药物当天不要吃生冷油腻的食物，减少运动量，尽量不要出汗，也不要进入空调房间，不要吹风扇等，不要用碱性物品洗浴；

- 注意防止药物污损衣服；

- 尽可能地避免食用发物，如辛辣食品、海鲜及牛羊肉等，禁烟酒；

- 贴敷时间不宜过久，以4小时为宜。如中途出现皮肤明显灼痛感难以耐受者则立即将穴位贴拿掉。少数局部发红起疱者，可用院内黄金万红膏涂擦，或按烧伤处理；

- 取下药物后注意清洁皮肤，并保持脐部干燥；

- 禁忌证：急性发热期的患者、妊娠期妇女、糖尿病血糖控制不理想的患者、瘢痕体质、有严重皮肤病者禁用。

## 第四节　面游风（脂溢性皮炎）

### 一、定义

面游风是一种因皮脂分泌过多而引起皮肤上出现红斑、上覆鳞屑的慢性炎症性皮肤病。因其多发于面部，表现为皮肤瘙痒、脱屑，故称之为面游风。古代文献又称之为"白屑风""钮扣风""眉风癣"等。本病相当于西医的脂溢性皮炎。（图7-4-1）

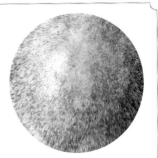

图7-4-1　面游风

## 二、病因病机

本病多因风热之邪外袭，郁久耗伤阴血，阴伤血燥，或平素血燥之体，复感风热之邪，血虚生风，风热燥邪蕴阻肌肤，肌肤失于濡养而致；或由于恣食肥甘油腻、辛辣之品，以致脾胃运化失常，化湿生热，湿热蕴阻肌肤而成。

## 三、诊断要点

**①** 多见于成人，婴幼儿也时有发生，男性多于女性，有皮脂溢出体质，在皮脂过度溢出基础上发生。

**②** 好发于头皮、颜面、躯干等皮脂腺分布较丰富的部位。其中颜面部好发于眉间眉弓、鼻唇沟、胡须部；躯干部好发于前胸、颈后及上背部、腋窝、脐窝、腹股沟等位置。少数重症患者可泛发全身。

**③** 皮损边界清楚，形态大小不一，初起为毛囊周围红色小丘疹，继而融合大小不等的暗红或黄红色斑片，覆以油腻性鳞屑或痂皮，可出现渗出、结痂和糜烂并呈湿疹样表现。

**④** 头皮等处损害严重时可伴有毛发脱落，面部可与痤疮并发，皱褶处皮损常出现类似湿疹样改变。

**⑤** 患者自觉不同程度瘙痒。

**⑥** 病程慢性，反复发作，时轻时重。

## 四、辨证论治

### 血热风燥证

 头皮、额面等处可见浅红斑或黄红斑，散在少量红丘疹，覆有灰白色糠皮状鳞屑。皮肤粗糙，自觉轻度瘙痒，舌质红，苔薄，脉数。

治则 凉血清热，消风止痒。

疗法 ❶ 敷脐＋按摩疗法 何首乌研末，过筛后备用。患者安静仰卧，暴露腹脐部，先用酒精棉球擦净脐窝，再取以上药粉撒脐窝内，以填满为度，上盖一胶布固定牢固，用胶布固定，外敷2～4小时。同时将右手掌心置于脐窝上，左手置于右手背上，顺时针按摩5分钟左右，每天早晚各1次。一天治疗二次，7日为1个疗程。

❷ 冷水熨脐法 以热水袋、玻璃茶杯、空心熨斗、瓷瓶等贮热器具装适量冷水，置于脐部，在脐周围做反复旋转动作，反复按熨。或以毛巾、纱布直接放于冷水中，2～5分钟后取出，拧去部分水分，以不掉水为度，直接放置于脐部，反复按熨，30分钟/次。一天治疗二次，7日为1个疗程。

## 湿热蕴阻证

证候 头面、胸背及腋窝等处见大片红斑、黄红斑，覆有较多油腻性鳞屑，或少量渗出后结痂成黄色厚痂皮，自觉瘙痒，咽干，口不渴。便溏，纳呆，舌质红，苔黄腻，脉弦滑。

治则 清热利湿。

疗法 ❶ 敷脐疗法 将由葛根、茯苓皮、黄连、黄芩及车前草各10g组成的配方颗粒用黄酒调制为糊状，并涂于医用胶贴上，涂抹范围直径为2cm，厚0.5cm，敷于脐部，每次4～6小时。一天治疗一次，5次为1个疗程。

❷ 推拿疗法
第1步补脾经：屈曲患儿拇指，医生用拇指螺纹面从患儿拇指桡侧缘由拇指指尖推向指根，200次/日，5～8分钟；第2步清大肠：

医生一手对患儿食指进行固定，另一手用拇指螺纹面从患儿食指桡侧缘由虎口直推向食指指尖，100次/日，3～4分钟；第3步揉板门：患儿手掌向上，医生一手固定患儿手掌，另一手用拇指螺纹面按揉其大鱼际平面，200次/日，4～6分钟；第4步顺运内八卦：患儿手掌向上，医生一手固定患儿4指，并用拇指按住患儿离宫，另一手用食、中指将患儿拇指夹住，由乾宫运向兑宫，200次/日，3～4分钟/日；第5步揉腹：患儿取仰卧位，医生用手掌面顺、逆时针往返揉腹，100次/日，5～8分钟/日；第6步拿肚角：患儿取仰卧位，医生用拇、食及中指深拿肚角，3～5次/日。

**疗程** 5日为1个疗程。

## 五、按语

面游风，属于西医学的"脂溢性皮炎"。明·陈实功《外科正宗·白屑风第八十四》曰："白屑风多发生于头、面、耳、项、发中，初起微痒，久则渐生白屑，叠叠飞起，脱之又生。此皆起于热体当风，风热所化。"指出脂溢性皮炎的病因是感受风热之邪。中医认为该病主要是因为素体湿热内蕴，感受风邪所致。风热之邪外袭，郁久耗伤阴血，血伤则燥；或平素本为血燥之体，复感风热之邪，血虚生风，风热燥邪蕴阻肌肤，肌肤失于濡养而致；或由于嗜食肥甘油腻、辛辣之品，导致脾胃运化失常，化湿生热，湿热蕴阻肌肤而成。脐孔居腹中央，即脾胃所在。脾为阴土而胃为阳土。一旦发病，寒为太阴脾而热为阳明胃；脾病虚而胃痛实。中医的脾虽为包括多器官、多系统功能的综合单位，但其重点在消化系统器官，特别是小肠。小肠的功能为分清泌浊：分清则吸收精微，上升于心肺，用以输布周身；泌浊乃转输废渣，下降入大肠。所谓脾升胃降，全身气机升降的枢纽即在小肠。小肠所在即脐孔里，可见脐孔给药主要作用于小肠，利用脐孔皮肤与筋膜相连、敏感性极大的组织特点，使药物能迅速渗透入体内而发挥疗效。在治疗本病时需以表里、寒热、虚实为辨证纲领，只要辨证无误，脐疗往往取得意想不到的效果。头面红色斑片，脱屑明显，瘙痒为血热风燥证，予何首乌研末敷脐配合脐部按摩以清热润燥。若红斑上痂屑粘腻，为湿热蕴阻证，予葛根、茯苓皮、黄连、黄芩及车前草研末，黄酒调和敷脐以清热利湿。

## 六、注意事项

- 皮肤过敏者慎用；

- 敷药的药物厚薄要均匀，药物量太少太薄则药力不够，效果差；药物量太多太厚则浪费药物或剂量太大，出现不良反应或溢出，污染衣被；

- 治疗期间嘱清淡饮食，食易消化食物，少食多餐；

- 敷药后注意局部反应，如痒、起红斑、丘疹、水疱为过敏，停脐疗，局部外涂糖皮质激素类药膏。

# 第五节　汗证（多汗症）

## 一、定义

多汗症是指局部或全身皮肤出汗量异常增多的现象。全身性多汗症主要是由其他疾病引起的广泛性多汗，如感染性高热等。局部性多汗症常初发于儿童或青少年，往往有家族史，有成年后自然减轻的倾向。本病属于中医学"汗证"的范畴。

## 二、病因病机

本病多因脾胃湿热，蕴蒸肌肤，迫津外泄，或先天不足，阳气偏虚，腠理不固，津液外溢所致。

## 三、诊断要点

**①** 无明显诱因情况下出现肉眼可见的汗腺分泌亢进持续6个月以上。

**②** 身体两侧多汗部位呈对称性分布。　　**③** 每周都会发作1次及以上。

**④** 初次发病年龄＜25岁。　　**⑤** 有家族遗传史。

**⑥** 睡眠时无多汗。　　**⑦** 影响正常的工作和学习。

## 四、辨证论治

### 湿热蕴阻证

证候　皮肤潮湿多汗，口淡乏味而粘，四肢沉重或有关节疼痛，或见有腹胀饱满，小便短少，大便不干，女子带下黏稠，脉弦滑或沉缓。

治则　健脾除湿止汗。

疗法　**①** 敷脐疗法　三妙散，槟榔、苍术（生）、黄柏（生，各等分），共研细末，干撒肚脐，用胶布固定，外敷2～4小时。一天治疗一次，7次为1个疗程。

**②** 脐部按摩拍脐法　用鸡蛋一枚，去黄取清，入麻油约与蛋清相等，再加雄黄末一钱，搅匀炖温，以无菌纱布，蘸蛋清于胸

口拍之，至脐轮止，拍0.5小时，即以所用之纱布，敷于胸口，以布扎之，15分钟后即去。一天治疗一次，7次为1个疗程。

## 阳气不足证

 **证候** 畏寒肢冷，食少，自汗，舌淡苔薄白，脉细弱。

 **治则** 益气固表止汗。

**疗法** ❶ 敷脐疗法　取五倍子、何首乌、黄芪等量压粉，过120目筛，以药用基质调药制成每粒含药1g的锭，或以凡士林作为基质，每次调药粉1g。将脐部洗净擦干，放一枚药物于脐内，上盖软塑料薄膜，外敷纱布，周边用胶布固定，24小时换药一次。一天治疗一次，7次为1个疗程。

❷ 隔姜灸　选取人工麝香、半夏、皂荚等分为末，填入脐中，更用生姜切片、扎孔，如二文钱厚，铺于脐上，以大艾炷，于姜片上灸二七壮，热气达于内，逼寒出于外，候手足温暖，即止。一天治疗一次，7次为1个疗程。

❸ 隔药壮灸神阙穴　将肉桂12g，丁香9g，川牛膝15g，威灵仙9g，桂枝12g，桃仁12g粉碎混合备用；面圈：清水调和面粉，揉捏成圈状，内径同患者脐径，高2～3cm；艾炷：将艾绒搓成圆锥状，直径1.5～2cm，高1.5～2cm，3壮。施术：患者仰卧，暴露肚脐，用75%的酒精消毒肚脐，将面圈放于患者脐部，中央孔对准脐中央；将备好的药粉撒于面圈中央孔，填满肚脐；将艾炷放在面圈中央药粉上，点燃艾炷尖端，灸3壮，约1小时；灸后保留脐内药末，用敷贴固封，24小时后揭下，用温开水清洗肚脐。1周2次，隔2～3天1次，4次为1个疗程。

## 五、按语

汗证的命名较多，《内经》中有"多汗""漏汗""灌汗""寝汗"等等。本病是最常见的多发病，男女老少均可发生，是以汗出量多而异常为主的病症。肺、心、脾、肾等脏与汗液生化是密切相关的，精、血、水、汗在生理上相互资生，而在病理上又相互影响为犯。因此，在治多汗证时，还需肺、心、脾、肾等脏腑同补共调，以突显中医整体治疗的特色。神阙位居任脉上，任脉为"阴脉之海"，有总任全身阴经脉气之作用，既有回阳救逆、培元固本、益气固脱之功，又有滋肾阴、调冲任、益精血之功。它既与十二经脉相联，也与五脏六腑和全身相通。刺激神阙穴对全身可起调节作用，可达益气固表、养血营内、固摄止汗之功。除此之外，防治多汗证，还要适当参加运动劳动，增强体质；起居有常，穿衣适当；心情保持舒畅；还应禁烟酒、辛辣油炸食物。汗多，伴四肢沉重或腹胀饱满为湿热蕴阻证，予槟榔、苍术（生）、黄柏研末敷脐以清热利湿；也可脐部按摩以祛除湿热。汗多，伴畏寒肢冷为阳气不足证，予五倍子、何首乌、黄芪研末敷脐以益气固表止汗或隔药艾灸以温阳散寒。

## 六、注意事项

● 一小部分患者在穴位贴敷过程中会出现一些局部的不适，如麻木、瘙痒、针刺感、疼痛、凉等，这些反应都是药物吸收过程中的正常反应，不用停用或更换贴剂。若是感觉非常强烈，甚至不能忍受，请患者实时取下穴位贴，并用净水冲洗穴位贴敷处。不可搓、抓、挠局部，也不可使用洗浴及止痒的物品，防止进一步刺激局部皮肤；

● 贴敷药物当天不要吃生冷油腻的食物，减少运动量，尽量不要出汗，也不要进入空调房间，不要吹风扇等，不用碱性物品洗浴；

- 注意防止药物污损衣服；

- 尽可能地避免食用发物，如辛辣食品、海鲜及牛羊肉等，禁烟酒；

- 贴敷时间不宜过久，以4小时为宜。如中途出现皮肤明显灼痛感难以耐受者则立即将穴位贴拿掉。少数局部发红起疱者，可用黄金万红膏涂擦，或按烧伤处理；

- 取下药物后注意清洁皮肤，并保持脐部干燥；

- 禁忌证：急性发热期的患者、妊娠期妇女、糖尿病血糖控制不理想的患者、瘢痕体质、有严重皮肤病者禁用。

参考文献

[1] 林友燕. 五倍子贴敷神阙穴治疗系统性红斑狼疮盗汗症状疗效观察[J]. 上海针灸杂志，2014，33(05):398-399.

[2] 贾红玲. 中医脐疗的文献研究[D]. 2010年，3-9.

[3] 刘红，余琳，文永兰. 中药敷脐疗法对痰浊瘀阻型高脂血症的疗效分析[J]. 医学信息(上旬刊)，2011，24(06):3300-3301.

[4] 明·张洁. 仁术便览[M]. 北京:人民卫生出版社，1985 :136.

[5] 济苍. 薰脐法治妇科病[J]. 新中医，1986(01):31.

[6] 解杰. 枇杷清肺饮加减内服配合交泰丸填脐疗法治疗肺胃血热证青年痤疮临床研究[D]. 山东中医药大学，2010.

[7] 孙春田，苏惠霞，孙奕纯，等. 四黄水蜜外敷神阙穴辅助治疗实热证腹痛50例效果观察及护理[J]. 齐鲁护理杂志，2014，20(01):75-7.

[8] 张敏. 清热利湿饮配合神阙穴拔罐法治疗风热型慢性荨麻疹的临床研究[D]. 山东中医药大学，2013.

[9] 郭顺利，杨淑龄，陈建霖，等. 痛经贴治疗气滞血瘀型痛经31例临床症状改善观察[J]. 成都中医药大学学报，2014，37(03):72-75.

[10] 刘霞，陶硕. 神阙穴拔罐配合一指禅法治疗荨麻疹100例[J]. 陕西中医，

2004, 25(11):1026-1027.

[11] 耿少怡, 陈英芳, 焦平, 等. 通便散敷脐治疗小儿实证便秘128例[J]. 中国针灸, 2005(11):8.

[12] 傅沛藩, 周玉萍. 行气活血散敷贴神阙穴治疗小儿慢性乙型肝炎66例[J]. 中西医结合肝病杂志, 1997(03):161-162.

[13] 周桂花, 门国胜, 孙洪昌. 止痒脐贴治疗炎性瘙痒性皮肤病240例[J]. 中医药导报, 2013, 19(10):124.

[14] 刘征. 自拟方贴脐治疗乳腺癌肝肾阴虚证的临床研究[D]. 云南中医学院, 2016.

[15] 于先会, 谭永霞, 刘雪燕. 神阙穴外敷治疗肠燥便秘50例[J]. 中国民间疗法, 2006(11):24-25.

[16] 贾红玲. 中医脐疗的文献研究[D]. 2010年, 3-9.

[17] 黄海. 推拿疗法结合中药敷脐治疗婴幼儿轮状病毒肠炎(湿热证)效果观察[J]. 白求恩医学杂志, 2016, 14(05):657-658.

[18] 何清湖, 周慎主编. 中华医书集成第三十一册·医宗金鉴[M]. 北京:中医古籍出版社, 1999:814.

[19] 张威主编. 中华医书集成第十八册·厘正按摩要术[M]. 北京:中医古籍出版, 1999:33.

[20] 魏振装, 孙随, 郝爱贞. 止汗锭敷贴神阙穴治疗自汗、盗汗168例的临床观察[J]. 中国人民解放军军医进修学院学报, 1991(03):248-250.

[21] 包来发主编. 医学全书·李中梓[M]. 北京: 中医中医药出版社, 2006:365.

[22] 张秀云, 耿维平, 张彤. 基于"多白则寒"理论应用隔药灸脐法治疗白癜风浅析[J]. 四川中医, 2017, 35(01):149-151.

# 第八章 8 色素障碍性皮肤病

## 第一节　白驳风（白癜风）

### 一、定义

白驳风是指皮肤变白、大小不同、形态各异的局限性或泛发性色素脱失性皮肤病。古代文献又称之为"白癜""白驳""斑白""斑驳"等。本病相当于西医的白癜风。（图8-1-1）

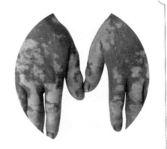

图8-1-1　白驳风

### 二、病因病机

本病多因气血失和，脉络瘀阻所致。如情志内伤，肝气郁结，气机不畅，复感风邪，搏于肌肤而发；或素体肝肾虚弱，或亡精失血，伤及肝肾，致肝肾不足，外邪侵入，郁于肌肤而致；或跌打损伤，化学物品灼伤，络脉瘀阻，毛窍闭塞，肌肤腠理失养，酿成白斑。

## 三、诊断要点

❶ 本病可发生于任何年龄，以青年多见，男女性别发病基本相等。

❷ 大多分布局限，也可泛发，全身任何部位的皮肤、黏膜均可发生，但以面、颈、手背为多。

❸ 皮损为大小不等、形态各异的局限性白色斑片，边缘清楚，周边皮肤较正常皮肤色素稍加深。

❹ 一般无自觉症状。少数在发疹前或同时，以及在白斑增加或扩展时有轻微瘙痒。

❺ 病程长短不一，完全自愈者较少，亦有愈后复发者。

## 四、辨证论治

### 肝郁气滞证

**证候** 白斑淡红，多数局限于某一处或泛发全身；其发病和进展常与思虑过度、精神抑郁有关；患者以女性为主，常伴有月经不调等；舌淡红或红，脉弦。

**治则** 疏肝理气，活血祛风。

**疗法** ❶ 中药香袋敷脐疗法 取肉桂1.5g，冰片0.5g，柴胡10g，白芍10g，白术10g，茯苓10g，当归10g，薄荷5g，郁金3.5g，甘草10g研末，过80～100目筛，每份10g，以棉花纸包裹，外用棉布包裹缝制袋状，备用。用法：每日晚上临睡前用丝带将香袋固定敷贴于神阙穴上，至次日早晨起床时取下香袋，放入密封袋中。一天治疗一次，14次为1个疗程。

❷ 脐部按摩法 用手掌掌面或者食、中、无名指、小指附着于脐部或脐的周围，前臂连同腕部一起做有节律的环形或圆形运

动，圆的半径可以固定，也可逐渐增大，每分钟80～120次。用掌面着力的称掌摩法，以指面着力的称指摩法。操作时肘关节自然屈曲，腕关节放松，指掌自然伸直，动作和缓、有力，可进行顺时针、逆时针方向的操作，每次操作0.5小时。一天治疗一次，7次为1个疗程。

## 肝肾不足证

**证候** 发病时间较长，或有家族史；白斑局限或泛发，静止而不扩展，斑色纯白，境界清楚，斑内毛发变白；常伴头昏、肢倦；舌淡或有齿痕，苔白，脉细无力。

**治则** 滋补肝肾，养血祛风。

**疗法** ❶ 敷脐疗法 每晚睡前3分钟，患者取平卧位或半坐卧位，充分暴露神阙穴，医者观察神阙穴以及周围皮肤是否完整，要求无伤口、皮疹等。用75%乙醇棉球消毒神阙穴及周围皮肤，若患者对乙醇过敏也可用温开水清洁局部皮肤，待干15秒钟。取五倍子粉末2g倒入药杯，加入前先用1ml针筒抽取好的食用醋0.5ml，用竹签顺时针搅拌至黏糊状，取适量五倍子糊，用一块2cm×2cm大小的纱布外包以防止药物外溢，放于神阙穴上，并轻轻按压，用透明敷贴封贴，同时透过透明敷贴也便于观察局部皮肤反应。医者于次日早晨将敷贴逆着毛孔方向撕下，取出五倍子糊，用温水清洗神阙穴以及局部皮肤，观察皮肤是否有过敏现象。一天治疗一次，7次为1个疗程。

❷ 揉脐疗法 以手指罗纹面、大或小鱼际、掌根部位着力于脐部或脐的周围，做轻柔缓和的顺时针或逆时针旋转推动，并带动皮下组织。要求压力均匀、渗透，揉动和缓、协调，不能滑动和摩擦，

每分钟80~120次。每次0.5小时。一天治疗一次，7次为1个疗程。

## 气血不和证

**证候** 皮损偶然发生，呈乳白色圆形或椭圆形，或不规则云片状，散发或重叠分布，斑内无痒感，数目多少不定，起病快，发展亦快；发病前体质较弱；舌淡红，苔薄白，脉细。

**治则** 调和气血，祛风通络。

**疗法** ❶ 敷脐疗法　用生理盐水棉球以神厥穴为中心涂擦腹部皮肤两遍（范围约16cm×17cm），然后用干纱布擦干皮肤备用。取参黄膏（组成：生晒参300g、生大黄300g、枳实200g、厚朴200g、吴茱萸100g、丁香100g）制剂1份，将无纺胶布与PCV分离，以神厥穴为中心贴于腹部，粘贴牢固，1次1片，用胶布固定，外敷2~4小时。一天治疗一次，5次为1个疗程。

❷ 揉脐疗法　以手指罗纹面、大或小鱼际、掌根部位着力于脐部或脐的周围，做轻柔缓和的顺时针或逆时针旋转推动，并带动皮下组织。要求压力均匀、渗透，揉动和缓、协调，不能滑动和摩擦，每分钟80~120次。每次0.5小时。一天治疗一次，7次为1个疗程。

## 五、按语

白驳风是一种常见的后天性局限或泛发的色素脱失性皮肤病，其易诊断，难治疗，发病率为1%~2%，且目前其发病率有逐年升高趋势，西医称之为"白癜风"。脐疗的中医理论基础是经络学说。脐即神阙，属于任脉，与冲脉相交会，与督脉相表里，三脉"一源三歧"，经气相通，而任脉与督脉又周循全身，内联五脏六腑，外连四肢百骸，在防治疾病中具有十分重要的作用。通过脐疗的作用可达疏肝理气、调和气血、滋补肝肾、祛风通络之效。运用得当往往白癜风治疗神效。如白斑，伴烦躁易怒，月经不调者为肝郁气滞证，予肉桂、冰片、柴胡、白芍、白术、茯苓、当归、薄荷、郁金、甘草敷脐以疏肝理气。病久，伴头晕、腰膝酸软，为肝肾不足证，予五倍子滋补肝肾。若伴体质虚弱者为气血不和，予生晒参、生大黄、枳实、厚朴、吴茱萸、丁香补益气血，还可配合脐部按摩。

## 六、注意事项

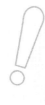

- 一小部分患者在穴位贴敷过程中会出现一些局部的不适，如麻木、瘙痒、针刺感、疼痛、凉等，这些反应都是药物吸收过程中的正常反应，不用停用或更换贴剂。若是感觉非常强烈，甚至不能忍受，请患者实时取下穴位贴，并用净水冲洗穴位贴敷处。不可搓、抓、挠局部，也不可使用洗浴及止痒的物品，防止进一步刺激局部皮肤；

- 贴敷药物当天不要吃生冷油腻的食物，减少运动量，尽量不要出汗，也不要进入空调房间，不要吹风扇等，不要用碱性物品洗浴；

- 注意防止药物污损衣服；

- 尽可能地避免食用发物，如辛辣食品、海鲜及牛羊肉等，禁烟酒；

- 贴敷时间不宜过久，以4小时为宜。如中途出现皮肤明显灼痛感难以耐受者则立即将穴位贴拿掉。少数局部发红起疱者，可用院内黄金万红膏涂擦，或按烧伤处理；

- 取下药物后注意清洁皮肤，并保持脐部干燥；

- 禁忌证：急性发热期的患者、妊娠期妇女、糖尿病血糖控制不理想的患者、瘢痕体质、有严重皮肤病者禁用。

## 第二节　黧黑斑（黄褐斑）

### 一、定义

黧黑斑是一种发生于颜面部位的局限性淡褐色或褐色色素改变的皮肤病。中青年女性多发，临床变现为对称分布于暴露颜面部位的色素沉着斑，平铺于皮肤表面，抚之不碍手，压制不褪色。古代文献亦称之为"肝斑"。本病相当于西医的黄褐斑。（图8-2-1）

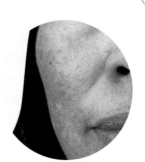

图8-2-1　黧黑斑

### 二、病因病机

本病多与肝、脾、肾三脏关系密切，气血不能上荣于面为主要病机。如情志不畅，肝郁气滞，气郁化热，熏蒸于面，灼伤阴血而生；或冲任失调，肝肾不足，水火不济，虚火上炎所致；或慢性疾病，营卫失和，气血运行不畅，气滞血瘀，面失所养而成；或饮食不节，忧思过度，损伤脾胃，脾失健运，湿热内生，上熏而致病。

## 三、诊断要点

**①** 本病多见于妊娠期、长期服用避孕药、生殖器疾患以及月经紊乱的妇女，也可累及中年男性。

**②** 多分布于前额、颧部或面颊的两侧。

**③** 皮疹为黄褐斑片深浅不定，淡黄灰色，或如咖啡，大小不等，形态各异，孤立散在，或融合成片，一般多呈蝴蝶状。

**④** 无自觉症状。

**⑤** 病程经过缓慢。

## 四、辨证论治

### 肝郁气滞证

 面部黄褐色斑片；患者以妇女为主，伴月经不调病史；症见性情急躁、胸肋胀痛、乳房胀痛；舌质暗红，苔少，脉弦。

 疏肝理气，活血退斑。

 **❶** 隔药壮灸神阙穴　患者仰卧取神阙穴，将预先配置的药盐（基本方：当归5g、红花5g、桃仁3g、郁金3g、柴胡5g、党参3g、黄芪3g、淫羊藿3g、菟丝子3g、金银花3g、白僵蚕3g、益母草3g、升麻1g、川芎3g、白芍5g、薄荷5g）填充脐窝，上燃以橄榄大小之艾炷，一壮接一壮，共20壮，用数层布巾盖住脐部保留余温约20分钟。一天治疗一次，7次为1个疗程。

**❷** 敷脐疗法

（1）柴胡200g，白芍100g，白术100g，茯苓100g，当归100g，薄荷50g，甘草50g。将上药烘干、粉碎，过80目细筛，以香油或植物油30ml调成糊状备用。取适量份敷于脐部，敷药范围以脐中心为圆心，直径约1cm，外以透气小敷贴固定，用胶布固定，外敷2～4小时。一天治疗一次，30次为1个疗程。

（2）选用白僵蚕、红花、川芎、苏木、生地、熟地、桂枝、黄芪、冰片等研成细粉，用白蜜调成稠膏并捏成饼状（直径约3cm）。用75%酒精棉球在神阙穴做常规消毒，用制作好的药饼贴敷神阙穴，外盖纱布一层，再用胶布固定，每2日换药1次。连续治疗3次休息1日，疗程为2个月。

## 肾阴不足证

**证候** 病程长，斑片色灰暗，如蒙灰尘；伴头晕耳鸣、腰酸腿软、五心烦热；舌红苔少，脉细数。

**治则** 滋养肾阴，化瘀退斑。

**疗法** ❶ 隔药壮灸神阙穴　患者仰卧取神阙穴，将预先配置的药盐（基本方：当归5g、红花5g、桃仁3g、党参3g、黄芪3g、淫羊藿3g、菟丝子3g、金银花3g、白僵蚕3g、益母草3g、升麻1g、川芎3g、白芍5g）填充脐窝，上燃以橄榄大小之艾炷，一壮接一壮，共20壮，用数层布巾盖住脐部保留余温约20分钟。一天治疗一次，7次为1个疗程。

❷ 隔盐灸　将纯净干燥的食盐填敷于脐部，使与脐平，上置艾炷，灸3壮。每周治疗2次，8次为1个疗程。

## 脾虚湿盛证

**证候** 面色苍白或萎黄，黄褐斑呈淡褐色；伴有心慌、气短、神疲纳少、带下清稀；舌质淡红微胖，苔薄黄微腻，脉濡。

**治则** 健脾温阳，活血退斑。

**疗法** ❶ 隔药壮灸神阙穴　患者仰卧取神阙穴，将预先配置的药盐（基本方：当归5g、红花5g、桃仁3g、郁金3g、柴胡5g、党参3g、黄芪3g、淫羊藿3g、菟丝子3g、金银花3g、白僵蚕3g、益母草3g、升麻1g、川芎3g、白术5g、茯苓5g）填充脐窝，上燃以橄榄大小之艾炷，一壮接一壮，共20壮，用数层布巾盖住脐部保留余温约20分钟。一天治疗一次，7次为1个疗程。

❷ 隔姜灸　在备好的厚度适当的生姜片上穿刺数孔，覆盖于脐部神阙穴上，点燃艾炷在姜片上施灸，患者以感温热且舒适为度。每次灸15~20分钟。一天治疗一次，28次为1个疗程。

❸ 日光灸脐法　将艾绒平铺在脐及脐周围，在日光下曝晒，约半小时。一天治疗一次，28次为1个疗程。

## 五、按语

黧黑斑是一种面部色素沉着性皮肤病。其发病特点为颜面部出现面积大小不等的浅褐色至深褐色的色素斑片，一般呈对称性分布在额部、眼周围、颧颊部、鼻旁和口唇周围，边缘多清楚，表面光滑，无鳞屑，无自觉症状，阳光照射颜色会加深，严重影响患者美观，西医称之为黄褐斑。本病成因可由以下方面引起：若肝失疏泄，肝气郁结，气滞血瘀，络脉瘀滞于面部；若心气不足，无法充养血脉，或脾胃运化失调，气血津液生成不足，则面部肌肤失于濡养；若肺宣降功能失常，清精无法输布，浊气不降反升，上扰于面部；若肾精亏虚，肾之本色外显，均可引起面部黧黑斑。故其治疗上应注重于脏腑调理，首辨脏腑虚实，治以补益肝肾、健脾祛湿、疏肝理气。通过脐部治疗刺激神阙穴会使脐部皮肤神经末梢进入活跃状态，促进人体的神经、体液调节作用，提高免疫功能，激发抗病能力，从而改善各组织器官的功能活动，由内及外地促进黄褐斑消退。面部黄褐色斑片，伴月经不调、性情急躁、胸肋胀痛、乳房胀痛者为肝郁气滞证，予柴胡、白芍、白术、茯苓、当归、薄荷、甘草研末香油调和敷脐以疏肝理气；兼有血瘀者予白僵蚕、红花、川芎、苏木、生地、熟地、桂枝、黄芪、冰片研末蜜调敷脐以疏肝理气化瘀；也可隔药艾灸（当归、红花、桃仁、郁金、柴胡、党参、黄芪、淫羊藿、菟丝子、金银花、白僵蚕、益母草、升麻、川芎、白芍、薄荷）以温经散瘀。斑片色灰暗，伴头晕耳鸣、腰酸腿软、五心烦热者为肾阴不足证，予隔药艾灸或隔盐灸以补肾。如面色苍白或萎黄，心慌、气短、神疲纳少者为脾虚湿盛证，予隔药灸或隔姜灸以温中健脾祛湿。

## 六、注意事项

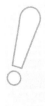

- 一小部分患者在穴位贴敷过程中会出现一些局部的不适，如麻木、瘙痒、针刺感、疼痛、凉等，这些反应都是药物吸收过程中的正常反应，不用停用或更换贴剂。若是感觉非常强烈，甚至不能忍受，请患者实时取下穴位贴，并用净水冲洗穴位贴敷处。不可搓、抓、挠局部，也不可使用洗浴及止痒的物品，防止进一步刺激局部皮肤；

- 贴敷药物当天不要吃生冷油腻的食物，减少运动量，尽量不要出汗，也不要进入空调房间，不要吹风扇等，不要用碱性物品洗浴；

- 注意防止药物污损衣服；

- 尽可能地避免食用发物，如辛辣食品、海鲜及牛羊肉等，禁烟酒；

- 贴敷时间不宜过久，以4小时为宜。如中途出现皮肤明显灼痛感难以耐受者则立即将穴位贴拿掉。少数局部发红起疱者，可用院内黄金万红膏涂擦，或按烧伤处理；

- 取下药物后注意清洁皮肤，并保持脐部干燥；

- 禁忌证：急性发热期的患者、妊娠期妇女、糖尿病血糖控制不理想的患者、瘢痕体质、有严重皮肤病者禁用。

## 参考文献

[1] 施明. 中药香袋敷贴神阙穴治疗126例失眠症临床观察[J]. 上海中医药杂志, 2009, 43(01):41-42.

[2] 林友燕. 五倍子贴敷神阙穴治疗系统性红斑狼疮盗汗症状疗效观察[J]. 上海针灸杂志, 2014, 33(05):398-399.

[3] 魏星, 裘华森, 张琪, 等. 参黄膏敷神阙穴治疗术后气滞血瘀型胃肠功能不全的临床观察[J]. 中国中西医结合杂志, 2014, 34(06):661-665.

[4] 李璟蓉, 张新斐, 欧阳群, 等. 隔药壮灸神阙穴治疗女性黄褐斑临床疗效观察及其对血清性激素水平影响研究[J]. 广州医药, 2015, 46(04):26-28.

[5] 蔡明华, 王晨瑶. 古方脐疗肝郁气滞型黄褐斑临床评价[J]. 浙江中医药大学学报, 2016, 40(2):150-158.

[6] 秦幼平, 周光英, 王少敏, 等. 神阙穴贴敷治疗黄褐斑的临床研究[J]. 针刺研究, 1998, 23(2):109.

[7] 老锦雄, 李子勇. 针刺加神阙隔盐灸治疗黄褐斑60例疗效观察[J]. 中国针灸, 2005, 25(1):35.

[8] 孙树枝, 崔占义. 自制芦荟美容膏联合艾灸治疗黄褐斑疗效观察[J]. 深圳中西医结合杂志, 2010, 20(06):364-366.

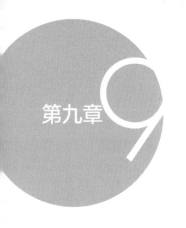

# 第九章 9 黏膜疾病

## 第一节 唇风 (唇炎)

### 一、定义

唇风是一种唇部黏膜慢性炎症性疾病，临床上以局部红肿痒痛、干燥开裂、溃烂流黄水、反复脱屑为特征，多发于下唇部。古代文献称之为"舔唇风""唇湿""驴嘴风""紧唇"等。本病相当于西医的唇炎。(图9-1-1)

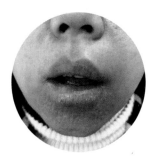

图9-1-1 唇风

### 二、病因病机

本病多因脾胃湿热内蕴，郁久化火，火邪熏蒸而成。脾开窍于口，其华在唇，脾气健运则口唇红润光泽，若脾经湿热内蕴，郁久化火，上蒸于口，化燥伤阴，则唇干皲裂、叠起白屑。

## 三、诊断要点

① 上下唇可同时发生，但以下唇多见。

② 有接触刺激性或致敏性化学物质、长期日光照射、咬唇和舔唇习惯、吸烟或感染史。斑贴试验有助于诊断和防治。

③ 急性表现为口唇红肿、水疱、糜烂、结痂，痂下有分泌物，有针刺感或灼痛感。

④ 慢性唇炎口唇肿胀、肥厚、干燥、脱屑和皲裂。

⑤ 人工性唇炎为咬唇和舔唇习惯造成，局部见血痂、表皮剥脱与增厚。

⑥ 少数患者可出现口唇白斑，呈半透明象牙色，表面有光泽，有可能发展为癌前期病变。

## 四、辨证论治

### 脾胃湿热证

**证候** 唇部肿胀稍红，糜烂，渗液，结痂，自觉痒痛，灼热。不思饮食，脘腹胀满，尿黄，舌红，苔薄黄或黄腻，脉滑数。

**治则** 清泻胃热，化湿降浊。

**疗法** ❶ 敷脐疗法　神阙穴贴敷止涎贴（取中药黄连、益智仁、吴茱萸、胆南星各5g以老陈醋适量调制成饼状），每晚临睡前敷于其脐部，用纱布固定，在次日清晨取下。一天治疗一次，7次为1个疗程。

❷ 浴脐疗法　选取滑石（屑，二两）、大黄（二两）、雷丸（三十枚）、麻黄（一两半）、苦参（一两）、石膏（半两）、秦皮（一两），上七味，粗捣筛。以水七升，煮取五升，去滓，避风处温浴，先从脐淋之。一天治疗一次，7次为1个疗程。

## 气虚风盛证

**证候** 唇风日久，淡红肿胀，破裂流水。伴气短乏力，食少腹胀，大便溏泄，肌肉消瘦。舌质淡红，苔薄白，脉细数。

**治则** 健脾益气疏风。

**疗法** ❶ 敷脐疗法 将中药（以当归、黄芪、五味子、桃仁、红花等补益脾气、养血活血中药为主）打成细末，过100目筛，装瓶备用。使用时取药粉5g，干红葡萄酒约2ml调为稠糊状敷在神阙穴上，再用空白穴位贴固定，贴24小时揭去，间隔24小时后再贴。一天治疗一次，7次为1个疗程。

❷ 磁疗敷脐法 用棉布缝制成1.5cm×1.5cm布袋留口。布袋中间位置用胶布贴上50G磁珠1枚，袋内装入1g中药配方散剂（黑胡椒、丁香、肉桂、草豆蔻，按5∶3∶3∶3比例配方，后加工粉碎过80目筛制成散剂）封口后制成磁药袋敷脐，用胶布固定，外敷2~4小时。一天治疗一次，10次为1个疗程。

## 胃经风火证

**证候** 起病迅速，初发时唇部发痒，色红肿痛，继而干裂流滋，如无皮之状。唇瞤动，伴口渴口臭，喜冷饮，大便秘结。舌质红，苔薄黄，脉滑数。

**治则** 清热泻火，凉血疏风。

**疗法** 敷脐疗法 浮萍草（一两）、川朴硝（一两）、蛤粉（一两）、川大黄（一两，锉碎，微炒）、蓝根（一两锉），上述药，捣细，罗为散，水调敷脐上，其范围仅限于脐内，用胶布固定，外敷

2～4小时。一天治疗一次，7次为1个疗程。

## 阴虚血燥证

**证候** 口唇干燥，破裂，脱屑，痂皮，伴心烦急躁，手足心热，舌红少苔，脉弦细。

**治则** 滋阴清热，养血润燥。

**疗法** 敷脐+按摩疗法 何首乌研末，过筛后备用。患者安静仰卧，暴露腹脐部，先用酒精棉球擦净脐窝，再取以上药粉撒脐窝内，以填满为度，上盖一胶布固定，外敷2～4小时。同时将右手掌心置于脐窝上，左手置于右手背上，顺时针按摩5分钟左右，每天早晚各1次。一天治疗二次，7日为1个疗程。

## 五、按语

唇风表现为唇部黏膜干燥脱屑、发痒灼痛、肿胀、渗出、结痂，多见于下唇红肿。常有不自觉地舔唇、咬唇或用手揉擦唇部，以致病损区皲裂渗出，血痂复结，肿胀明显，反复继发感染，使其病程迁延。神阙穴通过冲、任、督三脉相通联系全身脏腑气血，针对此穴治疗能够达到清泻脾胃湿热，养阴润燥，调节机体元气，祛邪扶正的目的。伴脘腹胀满，尿黄便溏者为脾胃湿热证，予黄连、益智仁、吴茱萸、胆南星研末醋调敷脐以清热利湿健脾；也可用滑石、大黄、雷丸、麻黄、苦参、石膏、秦皮，煮水淋洗脐部以清热利湿。伴气短乏力、食少腹胀、大便溏泄、肌肉消瘦者为气虚风盛证，予当归、黄芪、五味子、桃仁、红花研末以红酒调和敷脐以益气祛风活血；或用黑胡椒、丁香、肉桂、草豆蔻研末磁珠敷脐以健脾益气。如伴有口渴口臭、喜冷饮、大便秘结为胃经风火证，予浮萍草、川朴硝、蛤粉、川大黄、蓝根研末敷脐以清泻胃火。伴心烦急躁、手足心热、舌红少苔、脉弦细者为阴虚血燥证，予何首乌研末敷脐配合脐部按摩以滋阴养血。

## 六、注意事项

- 一小部分患者在穴位贴敷过程中会出现一些局部的不适，如麻木、瘙痒、针刺感、疼痛、凉等，这些反应都是药物吸收过程中的正常反应，不用停用或更换贴剂。若是感觉非常强烈，甚至不能忍受，请患者实时取下穴位贴，并用净水冲洗穴位贴敷处。不可搓、抓、挠局部，也不可使用洗浴及止痒的物品，防止进一步刺激局部皮肤；

- 贴敷药物当天不要吃生冷油腻的食物，减少运动量，尽量不要出汗，也不要进入空调房间，不要吹风扇等，不要用碱性物品洗浴；

- 注意防止药物污损衣服；

- 尽可能地避免食用发物，如辛辣食品、海鲜及牛羊肉等，禁烟酒；

- 贴敷时间不宜过久，以4小时为宜。如中途出现皮肤明显灼痛感难以耐受者则立即将穴位贴拿掉。少数局部发红起疱者，可用院内黄金万红膏涂擦，或按烧伤处理；

- 取下药物后注意清洁皮肤，并保持脐部干燥；

- 禁忌证：急性发热期的患者、妊娠期妇女、糖尿病血糖控制不理想的患者、瘢痕体质、有严重皮肤病者禁用。

参考文献

[1]  郭亦男，刘爽. 神阙穴贴敷止涎贴治疗脾胃湿热型小儿滞颐的疗效观察[J].
中国中医药现代远程教育，2015, 13(24):82-83.

[2]  宋·赵佶. 圣济总录[M]. 北京：人民卫生出版社，2004:2033.

[3] 胡静，钟兰. 神阙给药治疗心脾两虚失眠的临床疗效及对褪黑素的影响[J].
新中医，2013，45(01):105-107.

[4] 王频，杨帆，徐国龙，等. 小儿磁药脐疗袋抗腹泻作用的实验研究[J]. 中
国中医基础医学杂志，2004(07):65-66.

[5] 王怀隐. 太平圣惠方[M]. 北京：人民卫生出版社，1985:2354.

[6] 于先会，谭永霞，刘雪燕. 神阙穴外敷治疗肠燥便秘50例[J]. 中国民间疗
法，2006(11):24-25.

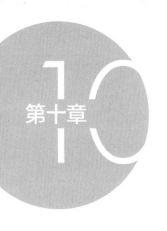

# 第十章　结缔组织病

## 第一节　红蝴蝶疮（红斑狼疮）

### 一、定义

红蝴蝶疮是一种可累及皮肤及全身多脏器的自身免疫性疾病。在中医古代文献中尚未找到类似红蝴蝶疮的记载，但从临床表现看，可归属于中医的"温热发斑""痹证""水肿""心悸"等疾病范畴。临床常见类型为盘状红蝴蝶疮和系统性红蝴蝶疮。本病相当于西医的红斑狼疮。

### 二、病因病机

本病总由先天禀赋不足，肝肾亏虚而成。因肝主藏血，肾主藏精，精血不足，虚火上炎；兼因腠理不密，日光暴晒，外热入侵，热毒入里，二热相搏，瘀阻脉络，内伤脏腑，外伤肌肤而发病。在整个发病过程中，热毒炽盛证可相继或反复出现，甚至表现为热毒内陷，热盛动风。疾病后期每多阴损及阳，累及于脾，出现脾肾阳虚证。

## 三、诊断要点

1 > 本病好发于中青年女性，男女之比约为1∶7～9。

2 > 感染、紫外线照射、药物、内分泌异常、过分劳累、精神创伤等均可促使本病的发生或加剧。

3 > 好发部位：盘状红斑狼疮大多仅局限于面部，以两颊、鼻部或者耳轮为主。亚急性皮肤型红斑狼疮主要分布在颜面、躯干和上肢伸侧，腰以下罕见。系统性红斑狼疮皮损多见于面部，其次为手足；内脏损害最多见的是肾，其他依次是心血管、呼吸系统、消化系统、精神神经系统、淋巴系统、眼等。

4 > 全身症状：可有发热、关节酸痛等。

5 > 特征性皮损：盘状红斑狼疮皮损为边缘清楚的浸润性红斑和环形红斑。指甲根周围的紫红色斑片，指（趾）甲远端弧形红斑，狼疮发是系统性红斑狼疮的特征性皮损；雷诺现象、网状青斑等对系统性红斑狼疮的诊断具有参考价值。

6 > 系统损害：盘状红斑狼疮无系统损害，少数患者可转变为系统性红斑狼疮。亚急性皮肤型红斑狼疮仅有轻度的内脏损害。系统性红斑狼疮有肾脏损害、心血管损害、胸膜炎、间质性肺炎、肝损害等；精神、神经系统主要表现常是危重证候。

7 > 实验室检查：血沉加快，白细胞总数和血小板计数减少，抗核抗体阳性，抗双链DNA抗体阳性和抗Sm抗体阳性，抗Ro、抗La抗体阳性，或能找到红斑狼疮细胞。

8 > 病程慢性，可持续数年或更长，但也有发展迅速的。

## 四、辨证论治

盘状红斑狼疮（图10-1-1、图10-1-2）

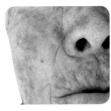 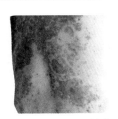

图10-1-1　红蝴蝶疮　　　　图10-1-2　红蝴蝶疮

## 风毒血热证

**证候** 皮损初起，斑疹色红或淡红，上有鳞屑，境界清楚，日晒后加重，伴瘙痒或烧灼感。咽干口苦，小便黄，大便硬，舌质红，苔黄，脉弦或数。

**治则** 辛凉解表，疏风清热。

**疗法** ❶ 敷脐疗法：

（1）取苦参、防风等份分别研细末，装瓶备用。每次使用时各取10g，加入氯苯那敏片5粒，研细末混匀，取适量填入脐窝，以纱布固定，外敷2～4小时。

（2）多塞平乳膏敷脐，操作同上。

（3）将消风散用温水调成糊状，直接填敷于脐部（神阙穴），然后用胶布固定，外敷2～4小时。一天治疗一次，7次为1个疗程。

❷ 神阙穴拔火罐法 患者仰卧，将酒精棉球点燃迅速投入罐内，随即取出，乘势将罐扣在脐部（神阙穴），待3～5分钟后将火罐取下。连续拔罐3回合，一天治疗一次，3次为1个疗程。

❸ 脐部按摩 患者平卧，充分暴露腹部，取神阙穴，术者肘部悬空，拇指指腹紧贴患者脐部，有节律地连续屈伸拇指间关节，同时做小幅度的顺时针旋转，对深部组织产生较强的振动按揉，按摩1分钟，休息1分钟，反复3回合。一天治疗一次，7次为1个疗程。

## 阴虚内热证

**证候** 斑疹局限，色鲜红，边界清楚，日晒加重，伴有低热，五心烦热，午后颧红，口干舌燥，自汗盗汗，月经量少，舌质尖红，苔薄黄，脉细数。

**治则** 滋阴降火。

**疗法** 敷脐疗法 每晚睡前30分钟，患者取平卧位或半坐卧位，充分暴露神阙穴，医者观察神阙穴以及周围皮肤是否完整，要求无伤口、皮疹等。用75%乙醇棉球消毒神阙穴及周围皮肤，若患者对乙醇过敏也可用温开水清洁局部皮肤，待干15秒。取五倍子粉末2g倒入药杯，加入事先用1ml针筒抽取好的食用醋0.5ml，用竹签顺时针搅拌至黏糊状，取适量五倍子糊，用一块2cm×2cm大小的纱布外包以防止药物外溢，放于神阙穴上，并轻轻按压，用透明敷贴封贴，同时透过透明敷贴也便于观察局部皮肤反应。医者于次日早晨将敷贴逆着毛孔方向撕下，取出五倍子糊，用温水清洗神阙穴以及局部皮肤，观察皮肤是否有过敏现象。一天治疗一次，7次为1个疗程。

## 气滞血瘀证

**证候** 皮损日久，时轻时重，疹色暗红，周围色素沉着，中央皮肤萎缩，毛细血管扩张，妇人月经量少夹有血块，舌质暗红有瘀斑，苔薄白，脉细涩。

**治则** 疏肝理气，活血化瘀。

**疗法** ❶ 敷脐疗法 当归、川芎、香附、干姜、吴茱萸、延胡索、蒲黄、五灵脂中药磨粉分别过60目筛，制成每块重6.5g，面积3cm×3cm的敷贴药饼。药饼敷贴在关元穴及神阙穴下方，用胶布固定于穴位上。每晚夜间贴敷时间8小时。一天治疗一次，7次为1个疗程。

❷ 脐部按摩 患者平卧，充分暴露腹部，取神阙穴，术者肘

部 悬空，拇指指腹紧贴患者脐部，有节律地连续屈伸拇指指间关节，同时做小幅度的顺时针旋转，对深部组织产生较强的振动按揉，按摩1分钟，休息1分钟，反复3回合。

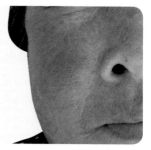

图10-1-3　红蝴蝶疮

系统性红斑狼疮（图10-1-3）

## 热毒炽盛证

**证候**　见于系统性红斑狼疮活动期。面部蝶形红斑或手足红斑鲜艳或紫红，伴有高热，烦躁，口干口渴，或神昏谵语，抽搐，或关节肌肉疼痛。大便干结，小便短赤。舌红绛，苔黄，脉洪数。

**治则**　清热解毒。

**疗法**　❶ 敷脐疗法　将大黄、黄芩、黄连、黄柏各15g研末成粉，用水蜜适量调和敷脐，用胶布固定，外敷2～4小时。一天治疗一次，7次为1个疗程。

❷ 神阙穴拔罐法　嘱患者仰卧，根据患者形体、年龄不同分别选取中小玻璃罐具，用镊子夹酒精棉球一个，点燃后放罐内绕1～3圈，然后将火退出，顺势迅速将火罐扣在神阙穴上，3～5分钟后取下，用同样方法连拔3遍，使所施术穴位皮肤潮红为度。一天治疗一次，7次为1个疗程。

## 阴虚内热证

**证候**　见于系统性红斑狼疮轻中度活动或稳定期。斑疹淡红，伴有不规则发热或持续低热；或五心烦热，口干、失眠，颧红盗汗，口腔溃疡，牙龈肿痛；或关节、足跟酸痛，脱发，月经不调，量少或闭经，大便干结，小便黄赤。舌红少苔，脉细数。

**治则** 滋阴降火。

**疗法** 敷脐疗法

（1）每晚睡前30分钟，患者取平卧位或半坐卧位，充分暴露神阙穴，医者观察神阙穴以及周围皮肤是否完整，要求无伤口、皮疹等。用75%乙醇棉球消毒神阙穴及周围皮肤，若患者对乙醇过敏也可用温开水清洁局部皮肤，待干15秒。取五倍子粉末2g倒入药杯，加入事先用1ml针筒抽取好的食用醋0.5ml，用竹签顺时针搅拌至黏糊状，取适量五倍子糊，用一块2cm×2cm大小的纱布外包以防止药物外溢，放于神阙穴上，并轻轻按压，用透明敷贴封贴，同时透过透明敷贴也便于观察局部皮肤反应。医者于次日早晨将敷贴逆着毛孔方向撕下，取出五倍子糊，用温水清洗神阙穴以及局部皮肤，观察皮肤是否有过敏现象。一天治疗一次，7次为1个疗程。

（2）太子参、当归、黄芪、秦艽、石斛、半枝莲共研末，取药粉与羊毛脂调成软膏，敷于脐窝，1天1换，7天为1个疗程。

## 脾肾阳虚证

**证候** 多见于狼疮性肾炎病人。面色无华，眼睑、下肢浮肿，形寒肢冷，腰膝酸软，口淡纳呆，大便溏薄，小便清长或短，舌淡胖有齿痕，苔白，脉沉细。

温肾壮阳，健脾利水。

 ❶ 敷脐疗法　取神阙穴穴位贴敷治疗，药剂组成为大黄、丁香各30g，白芥子20g，细辛、干姜各10g，冰片2g。将药材混合，研磨，加入适量麻油制成膏状，置入空心贴，将患者神阙穴及周边皮肤清洁，敷贴治疗，每天1次，4~6小时/次。一天治疗一次，7次为1个疗程。

❷ 熨脐疗法　以葱白、盐研，炒令热，以帛子裹，分作二包，更互熨脐下，15分钟/次。一天治疗一次，7次为1个疗程。

## 五、按语

红蝴蝶疮，西医称之为红斑狼疮，是一种全身性的自身免疫性结缔组织病。多种自身抗体及其免疫复合物广泛沉积于患者全身各种组织、器官中，造成炎性病变。临床上中医药治疗本病与西药比较确有不良反应小、价廉物美等特点。中医脐疗法是利用脐部皮肤结构有利于药物吸收的特点和经穴刺激作用，以治疗疾病的外治法。脐疗法是以中医经络学说为理论依据，在辨证论治理论的指导下，利用药物对脐的刺激，达到行气活血、疏通经络、调整脏腑功能、治疗疾病的目的。根据中医理论，神阙穴（即肚脐）属于任脉，与冲脉相交会，与督脉相表里。任脉、督脉、冲脉为"一源三歧"，三脉经气相通，同时，任脉与督脉周循全身，分为总督阳脉与阴脉，内联五脏六腑，外连四肢百骸，内通外联，承上启下，在防治疾病中具有十分重要的作用，脐疗就是根据这一理论创立的。由于脐的结构具有的特殊性，通过脐部外用多用芳香通络、气味俱厚、祛毒拔邪之品，配合神阙穴火罐、按摩等方法，达到促进人体气血经络、脏腑、神经、体液和免疫等机能改善协调之效，不失为一种治疗红斑狼疮的有效手段。皮损初起，范围局限，斑疹色红或淡红，上有鳞屑，境界清楚，日晒后加重，伴咽干口苦、小便黄、大便硬者为风毒血热证，予苦参、防风研末敷脐；重者予消风散敷脐；瘙痒明显者予多塞平软膏敷脐。若斑疹局内热证，予五倍子粉敷脐。病久，皮损紫暗，伴舌暗，瘀点瘀斑者为气滞血瘀证，予当归、川芎、香附、干姜、吴茱萸、延胡索、蒲黄、五灵脂研末敷脐。面部蝶形红斑或手足红斑鲜艳或紫红，伴有高热、烦躁、口干口渴者为热毒炽盛证，予大黄、黄芩、黄连、黄柏研末敷脐以清热解毒。系统性红斑狼疮伴五心烦热、口干、失眠、颧红盗汗者为阴虚内热证，予五倍子粉敷脐；重者予太子参、当归、黄芪、秦艽、石斛、半枝莲研末敷脐。如疾病累及肾脏，面色无华，眼睑、下肢浮肿，形寒肢冷，腰膝酸软，口淡纳呆者为脾肾阳虚证，予大黄、丁香、白芥子、细辛、干姜、冰片敷脐温阳利水；予以葱白、盐研，炒热，熨脐以温阳消肿。

## 六、注意事项

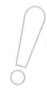

- 按摩脐部时：注意术者术前剪短指甲，术中指腹与脐部的位置不能相对移动，以防损伤脐部皮肤；

- 本法用于小儿时，不宜使用剧性药物，贴药时间也不宜过久；

- 敷药后注意局部反应，如痒、起红斑、丘疹、水疱为过敏，停脐疗，局部外涂糖皮质激素类药膏；

- 神阙穴拔罐应留意，火焰避免碰到罐口，以免烫伤。罐内的负压不宜过大，拔罐时间不宜过长，最好选择负压罐，由于负压罐易调整负压，而且不易烫伤皮肤。

## 第二节　肌痹（皮肌炎）

### 一、定义

肌痹是一种以皮肤、肌肉为主要病变的结缔组织性疾病。其临床特征为眼睑有水肿性紫红色斑片，肌肉乏力、酸痛、肿胀、触痛，并伴有毛细血管扩张，皮肤异色病样改变等症状。属中医学文献中"肌痹""痿证"等疾病范畴。相当于西医的皮肌炎。（图10-2-1）

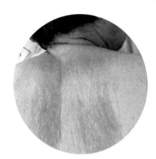

图10-2-1　肌痹

### 二、病因病机

本病多因寒湿之邪侵于肌肤，阴寒偏盛，不能温煦肌肤；或因七情内伤，郁久化热生毒，致使阴阳气血失衡，气机不畅，瘀阻经络，正不胜邪，毒邪犯脏。

### 三、诊断要点

❶ 本病可发于任何年龄，以青年为主，女性患者为男性的2倍。

❷ 皮损多先发于面部，尤以上眼睑为显著，颈、胸、肩部、四肢伸侧也可发生；肌肉主要损伤横纹肌，但平滑肌和心肌亦可受累，一般四肢近端肌肉先受累。

**③** 皮损主要为紫红色水肿性红斑，呈对称分布，毛细血管扩张，色素减退和上覆糠状鳞屑。颈前、上胸部呈V字形扩展。

**④** 肌肉症状：表现为肌肉疼痛、肿胀、触痛，渐酸软无力、进行性萎缩、肌力减退，活动困难。

**⑤** 全身症状：可有不规则的发热、贫血、消瘦、关节酸痛、神疲乏力、肝脾肿大及淋巴结肿大，病情急性者可有高热、寒战、咽喉疼痛、多汗、便秘溲赤等。

**⑥** 合并肿瘤：40岁以上患者合并肿瘤明显增多。

**⑦** 本病病程大多呈慢性渐进性，可时轻时重，有时可急性发作，有的愈发愈重，多数预后不良。

**⑧** 实验室检查：①贫血：白细胞总数正常或增高，血沉加快；②血清酶：肌酸磷酸激酶、谷草转氨酶、乳酸脱氢酶、醛缩酶均显著增高；③尿肌酸：24小时尿肌酸明显增高，常达300~1200单位以上；④类风湿因子和抗核抗体阳性。

**⑨** 肌电图显示电位和波幅明显降低。

## 四、辨证论治

### 热毒炽盛证

证候 多见于急性期，皮疹紫红肿胀，肌肉关节疼痛，无力，伴胸闷口渴，舌质红或绛，苔黄厚，脉弦数。

治则 清热解毒，凉血活血。

疗法 敷脐疗法 采用75%酒精皮肤常规消毒后，栀子豉汤方（主要组成栀子、淡豆豉）研粉，用温水调成糊状，以医用通气胶布固定于神阙穴，每次小时。一天治疗一次，5次为1个疗程。

# 脾肾阳虚证

**证候** 肤色暗红带紫，肌肉萎缩，关节疼痛，肢端紫绀发凉，自汗怕冷，腹胀不适，夜尿多，面色㿠白，舌淡苔薄白，脉沉细。多见于慢性期。

**治则** 补肾温阳，健脾通滞。

**疗法** ❶ 敷脐疗法　当归30g，川芎30g，红花15g，延胡索15g，小茴香15g，肉桂15g，细辛10g。以上各药共研成细末，用时取本散9g以适量黄酒调匀，制成饼状敷于脐中，上覆伤湿止痛膏，再配合微波治疗分钟。一天治疗一次，7次为1个疗程。

❷ 隔药灸神阙

（1）熟附子、干姜、白术、乌药、甘草比例为15：9：9：9：6。药粉粗细为60目，黄酒调和。

（2）艾炷制作：选适量艾绒，将之搓成的艾团，夹在左手拇、食指指腹之间，食指在上，拇指在下，再用右手拇、食指将艾团向内向左挤压，即可将圆形艾团压缩成上尖下平之圆锥形半截橄榄核大小的艾炷。随做随用，共制作3壮。做成的艾炷直径约1cm，高约1cm，燃烧约5分钟为宜。

（3）嘱患者仰卧，充分暴露肚脐，用75%酒精棉球局部常规消毒后，先将洞巾平铺于腹部，取上述药饼适量（约8~10g）用常温下黄酒加入药粉中调和均匀后填满脐孔，后把捏好的艾炷放在药末上，点燃，连续施灸3壮，以患者感觉灼热则取下，耗时约15分钟，以脐周局部皮肤微红为度。施灸结束后将药饼去掉，用温开水清洗干净。一天治疗一次，7次为1个疗程。

# 脾虚寒湿证

**证候**　多见于缓解期，纳呆便溏，皮疹为暗红斑块，肌肉酸痛乏力，舌淡苔白，脉沉缓。

**治则**　健脾除湿，活血止痛。

**疗法**　神阙穴闪火罐　在神阙穴闪火罐，用镊子夹紧棉球稍蘸乙醇，点燃，采用中等大小的玻璃罐闪罐，至拔罐区皮肤暗红后取罐，待颜色消退后重复前次操作，共拔罐3次，5分钟/次。一天治疗一次，10次为1个疗程。

# 脾虚湿热证

**证候**　多见于缓解期，不规则发热，皮损红肿，四肢困重疼痛，乏力，便溏，舌红苔黄白腻，脉滑数。

**治则**　健脾渗湿，清热消肿。

**疗法**　❶ 敷脐疗法　将由葛根、茯苓皮、黄连、黄芩及车前草各10g组成的配方颗粒用黄酒调制为糊状，并涂于医用胶贴上，涂抹范围为直径2cm，厚0.5cm，敷于脐部，每次4～6小时。一天治疗一次，5次为1个疗程。

❷ 推拿疗法

第一步补脾经：屈曲患者拇指，医生用拇指螺纹面从患者拇指桡侧缘由拇指指尖推向指根，200次/日，5～8分钟；第二步清大肠：医生一手对患者食指进行固定，另一手用拇指螺纹面从患者食指桡侧缘由虎口直推向食指指尖，100次/日，3～4分钟；第三步揉板门：患者手掌向上，医生一手固定患儿手掌，另一手用拇指螺纹面按揉其大鱼际平面，200次/日，4～6分钟；第四步顺运内八卦：患者手掌向上，医生一手固定患者4指，并用拇指按住患者离宫，另一手用食、中指将患者拇指夹住，由乾宫运向兑宫，200次/日，3~4分钟/日；第五步揉腹：患者取仰卧位，医生用手掌面顺、逆时针往返揉腹，100次/日，5~8分钟/日；第六步拿肚角：患者取仰卧位，医生用拇、食及中指深拿肚角，3~5次/日。

**疗程** 5日为1个疗程。

## 气血亏虚证

**证候** 肌肉萎缩，消瘦乏力，自汗、面色㿠白，舌淡苔薄白，脉细弱。多见于慢性期。

**治则** 益气养血。

**疗法** ❶ 敷脐疗法　脐部贴敷养血安心膏（人参100g、白檀香60g、川芎60g、冰片50g、琥珀50g、三七50g、延胡索50g、细辛40g碾细末过100目筛，混合凡士林约200g调合成软膏装瓶密封备用），贴敷脐部使用前先用酒精或温水棉球祛除脐垢，然后涂药膏，直径为2cm、厚约1cm，外用麝香壮骨膏贴固（麝香壮骨膏过敏者可用油纸），用腹带包扎以防药膏脱落，用胶布固定，外敷2~4小时。隔日治疗一次，30次为1个疗程。

❷ 艾灸神阙穴疗法　准备脐灸粉：人参、熟附子、续断、生龙骨、乳香、没药、王不留行等药物等量超微粉碎，密封备用；准备面圈：取面粉适量，以温开水调成面团，制成直径约1.5cm环形，其下放置一薄层脱脂棉，按压使其与面圈底座成一整体，备用。操作方法：将面圈放置于肚脐上，脐灸粉（约8g）均匀撒在中间孔，再向药粉上均匀洒水，使其湿润，最后在其上方放置艾

炷（直径约3cm，高约3cm）点燃，燃烧3壮，热度以患者耐受为宜，约1小时。隔日治疗1次，每周治疗3次，21次为1个疗程。

## 五、按语

肌痹是一种累及皮肤和肌肉的弥漫性炎症性疾病。西医称之为皮肌炎。目前皮肌炎的主要治疗手段是应用激素治疗。但是中西医结合治疗皮肌炎，可充分发挥中医扶正祛邪、活血通络的作用，可提高疗效、减少激素用量，从而减少由此产生的不良反应和并发症，为皮肌炎的治疗开辟新的途径。从经络学说来看，脐是经络的总枢，是经气汇聚之海，人体生命之中枢。神阙穴为任脉上的一个重要腧穴，任、督、冲三脉为"一源三歧"，带脉是横于腰腹部的经脉，因此脐与任脉、督脉、冲脉、带脉四经直接相通。任脉为阴脉之海，脐通过任脉与全身阴经相联通。督脉为阳脉之都纲，督领全身阳气，脐通过督脉与诸阳经相交通。冲脉为十二经脉之海，是十二经气血通行之要冲，脐通过冲脉与十二正经经气相联通。因此，脐疗可补虚泻实，调阴阳，补人体正气，调节脏腑，通达气机，是调治肌痹的重要治疗手段。急性发病，皮损紫红肿胀，肌肉关节疼痛，为热毒炽盛证，予栀子、淡豆豉研末敷脐以清热凉血。如肤色暗红带紫、肌肉萎缩，伴自汗怕冷、腹胀不适、夜尿多、面色㿠白者为脾肾阳虚证，予当归、川芎、红花、延胡索、小茴香、肉桂、细辛研末黄酒调和敷脐以温补脾肾；也可隔温热性药饼艾灸神阙穴以温肾壮阳。缓解期皮损颜色暗淡，伴纳呆便溏、四肢不温者为脾虚寒湿证，予脐部火罐法以祛寒湿之邪。缓解期皮损红肿、四肢困重疼痛、便溏不爽者为脾虚湿热证，予葛根、茯苓皮、黄连、黄芩及车前草研末黄酒调和以清热利湿；也可脐部推拿按摩以泻湿热。病久，肌肉萎缩、消瘦乏力、自汗、面色㿠白为气血亏虚证，予人参、白檀香、川芎、冰片、琥珀、三七、延胡索、细辛研末敷脐以补益气血；也可隔补益药物艾灸神阙穴以温补气血。

## 六、注意事项

- 按摩脐部时：注意术者术前剪短指甲，术中指腹与脐部的位置不能相对移动，以防损伤脐部皮肤；

- 刚吃完饭或空腹不宜灸脐；

- 艾灸不可离脐部太近，否则易烫伤；

- 本法用于小儿时，不宜使用剧性药物，贴药时间也不宜过久；

- 敷药后注意局部反应，如痒、起红斑、丘疹、水疱为过敏，停脐疗，局部外涂糖皮质激素类药膏。

## 第三节　皮痹（硬皮病）

### 一、定义

皮痹是一种以皮肤及各系统胶原纤维进行性硬化为特征的结缔组织病。其特点是皮肤进行性肿胀到硬化，最后发生萎缩。临床分为局限性和系统性两种，前者局限于皮肤，后者除皮肤外，还常累及肺、胃肠、心及肾等内脏器官。本病古代文献称之为"皮痹"。相当于西医的硬皮病。（图10-3-1、图10-3-2）

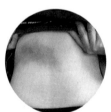 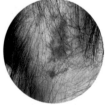

图10-3-1　皮痹　　　图10-3-2　皮痹

## 二、病因病机

本病多因营血不足，外受风寒湿之邪，经络阻隔，气血凝滞；或肺、脾、肾三脏亏虚，卫外不固，腠理不密，复感寒湿之邪，经络不畅，气血失和而发病。

## 三、诊断要点

**1** 本病可发生于任何年龄，但以青、中年女性多见。

**2** 皮损好发于头面、四肢、躯干；系统性硬皮病可侵犯内脏各器官，但以消化系统、呼吸系统多见。

**3** 特征性皮损：局限性硬皮病初期为紫红色斑，慢慢扩大，颜色渐渐变淡，皮肤发硬。毳毛脱落，局部不出汗，后期皮肤萎缩，色素减退。系统性硬皮病可分为浮肿期、硬化期、萎缩期。肢端硬化症皮肤硬化仅发生于肢端。良性硬化症以皮肤钙质沉着、雷诺现象、指（趾）端皮肤硬化、毛细血管扩张为特征；若伴有食道功能障碍者，则称CREST综合征。

**4** 系统损害：系统性硬皮病可侵犯内脏各器官，但以消化系统、呼吸系统多见。循环、泌尿、神经、内分泌等系统也可累及。

**5** 实验室检查：轻度贫血，血中嗜酸性粒细胞增多、血沉加快，血中纤维蛋白原含量明显增高，丙种球蛋白增高，血液凝固性增强。

**6** 本病大多数无内脏损害，病情进展缓慢，预后较好；若侵及内脏，呈弥漫性分布，则病情进展快，预后差，有生命危险。

## 四、辨证论治

### 风寒湿阻证

 **证候** 皮肤肿胀，似蜡状紧张而发硬，皱纹消失，皮温降低。可有瘙痒刺痛、麻木、蚁行感，关节疼痛，活动不利，舌质淡红，苔薄白，脉弦紧。

**治则** 调和营卫，祛风除湿，温经散寒。

**疗法** 敷脐疗法　愈痛贴（其药物组成：肉桂、乌药、吴茱萸、当归、乳香、没药、香附、五灵脂、血竭）使用方法：先用盐水清洗肚脐，然后将药贴于神阙穴，用胶布固定，外敷2～4小时。一天治疗一次，7次为1个疗程。

# 肾阳不足证

**证候** 皮肤变薄，紧贴于骨，眼睑不合，鼻尖如削，口唇变薄，张口困难，面色既白，表情丧失，状如假面，手如鸟爪。伴有畏寒，肢冷，气短倦怠，腰酸肢软，大便溏泻或五更泄泻，夜尿清长，月经不调，阳痿遗精。舌质淡胖，苔白，脉细弱。

**治则** 温肾壮阳。

**疗法** 重灸神阙穴

（1）选取重灸材料：准备陈艾绒100g，做成大壮，艾炷底盘直径30mm，高20mm。准备铺药药粉（药粉的组方为：乳香、没药、附子各12g，肉桂、五灵脂各16g，青盐、茴香、丁香各10g），粉碎成末。准备鲜生姜一大块，肥厚者优先，用时切直径35～40mm、厚度5mm的姜片。准备其他材料：治疗巾两条，打火机，卫生香，75%酒精棉球。

（2）施术方法：患者取仰卧位常规消毒后，将神阙穴及其周围腹部皮肤暴露，先将药粉填满肚脐再继续添加药粉，铺药范围为以肚脐为圆心的直径60mm，高出皮肤15～20mm的圆形区域，将事先切好的姜片覆于药粉区域上。将治疗巾卷成条状，环形围于药粉区域外，以防药粉散开以及燃烧艾炷掉下烫伤皮肤。点火燃艾：将事先做好的艾炷放于姜片上，用点燃的卫生香引燃，按上述规格制作的艾炷燃烧时间大致在12～15分钟，等第1壮燃完后，将艾灰弄散覆盖于姜片周围的药粉上，重新将第2壮艾炷放于姜片上继续引燃，以此类推。每次最少灸12壮，大致需要2.5小时。若觉得有灼热感，可将姜片端起，将周围的艾灰和药粉覆盖在姜片下区域，再将姜片放下继续艾灸，灼热感可得到调整。如果一直出现灼热感，可能是药粉太薄，或者艾炷太大，艾灸的火候把握非常重要。

（3）灸后处理：艾灸结束后，将药粉以及艾灰全部清理干净，肚脐周围会出现红晕。部分患者会在灸后出现小水疱，小如粟米，大如鸡卵，另有部分患者在次日清晨会出现水疱，均为正常反应，水疱应用消毒针引流，并用药棉揩干，涂龙胆紫药水以助收敛结痂，等水疱愈合后再行施灸。一般1次艾灸后，神阙周围都会有温热感，3次以后温热感会上散胃脘，下至脘腹，后抵命门。

**疗程** 1周艾灸5次，5次/疗程，可自行调整中间间隔时间。

## 寒凝阻络证

**证候** 肢端冷紫，四肢皮肤浮肿色白，麻木板硬，面色㿠白，小便清利，舌质紫暗瘀斑，苔白，脉沉细涩。

**治则** 温经散寒，活血逐瘀。

**疗法** 隔姜灸神阙穴　患者仰卧，取神阙穴；将精细食盐填于神阙穴中，使之与脐平，上置姜片，放置艾炷（直径约2cm；高约

2.5cm）点燃施灸；当艾炷燃尽后，可易炷再燃，直至规定壮数，轻度4壮，中度6壮，重度8壮。若患者感觉灼热不能忍受时，可用镊子上下移动姜片，灸至局部皮肤潮红为度，切勿烧伤。一天治疗一次，3次为1个疗程。

## 肺脾两虚证

**证候** 皮肤变硬、干枯，毛发脱落，伴有面色萎黄、倦怠乏力、进食艰难、胃脘满闷、腹胀便溏，舌质淡红，苔白，脉濡弱。

**治则** 补肺扶脾，培土生金。

**疗法** ❶ 推拿疗法 ①头面部操作：患者取仰卧位，医者双手洗净晾干烘热，立于患者头部的正前方，操作开天门、推坎宫、揉太阳、拿风池，每穴操作80次，频率为80~100次/分钟。②手部操作：推鱼际（板口推向横纹方向）1分钟，掐左端正穴（中指桡侧，指甲跟旁1分许）1分钟，补大肠2分钟。③腹部操作：擦热双手，全掌置于整个腹部，逆时针摩腹法3分钟，频率每分钟100，顺势点按天枢穴50次。④背部操作：揉龟尾300次，频率100次/分。分别从夹脊穴（后正中线旁开0.5寸），膀胱经背部穴（后正中线旁开1.5寸）沿长强水平面自下而上至大椎水平面捏脊（以两手拇指置于脊柱两侧，从下而上推进，边推边以食中指捏拿起脊柱两旁的皮肤）每次捏5~9遍。手法向前撵动，直线推进，以皮肤潮红为度，也可三捏一提重点刺激。操作手法要求轻快、柔和、平稳、着实，根据需要可适当采用玉米粉或按摩油作为介质。一天治疗一次，14次/疗程（期间可根据皮肤耐受情况推拿6天休息1天）。

❷ 敷贴疗法 脐疗药物（炒苍术、吴茱萸、公丁香、白胡椒四

药按照5：5：1.3：1比例粉碎混合备用。使用时植物油调和）每次取3g，用穴位敷贴胶布固定于脐中，8小时更换一次，一天2次。敷贴4天停1天，14次为1个疗程。

## 五、按语

皮痹是一种以皮肤和（或）内脏器官广泛纤维化为特征的自身免疫性疾病，临床将其分为局限性和系统性两大类，系统性患者5年生存率为34%～80%，常见死因为继发性感染、心、肺、肾功能衰竭，局限性病情相对较轻，西医称之为硬皮病。本病多因正气不足、卫外不固、风寒湿邪侵袭肌肤或情志不畅而致经络痹阻、气血运行不畅，肌肤失养所致。中医治疗硬皮病方法较多，疗效显著，不良反应低，治疗过程中要注意温阳是根本、活血化瘀伴随始终、早中期健脾益肺是要点，同时配合外用药、脐贴等疗法以综合治疗，可取得较好疗效。其中脐疗作用显著，操作简便，目前备受临床医生关注。脐疗的作用机制：其一，脐部皮肤薄，皮下有丰富的血管，给药时避免了"首过效应"；其二，脐部正好位于人体黄金分割点，以及它天然形成的隐窝，给药方便好吸收；其三，神阙穴通过十二经脉、奇经八脉等经络感传效应而调节全身脏腑气血。通过以上机制达到治病祛邪，促使硬皮病好转乃至痊愈的目的。如皮肤肿胀，似蜡状紧张而发硬，皱纹消失，皮温低者为风寒湿阻证，予愈痛贴（其药物组成：肉桂、乌药、吴茱萸、当归、乳香、没药、香附、五灵脂、血竭）以温经散寒；如病久伴畏寒肢冷、气短倦怠、腰酸肢软、大便溏泻或五更泄泻等症状为肾阳不足，予乳香、没药、附子、肉桂、五灵脂、青盐、茴香、丁香研末制药饼，加姜片后艾灸神阙穴以温补肾阳；如四肢皮肤浮肿色白、麻木板硬、面色㿠白、小便清利为寒凝阻络证，予隔食盐、姜片艾灸神阙穴以温经通络；若皮肤变硬、干枯、毛发脱落，伴面色萎黄、倦怠乏力者为肺脾两虚证，予炒苍术、吴茱萸、公丁香、白胡椒研末油调敷脐以补益肺脾；脐部按摩以补益肺脾。

## 六、注意事项

- 皮肤过敏者慎用；

- 敷药的药物厚薄要均匀，药物量太少太薄则药力不够，效果差；药物量太多太厚则浪费药物或剂量太大，出现不良反应或溢出，污染衣被；

- 治疗期间嘱清淡饮食，食易消化食物，少食多餐。

## 第四节　狐惑病（白塞病）

### 一、定义

狐惑病是一种以血管炎为病理基础的累及多系统的慢性疾病，患者可有多发性口腔溃疡、外生殖器溃疡、眼虹膜睫状体炎或视网膜炎的三联征，其次是各种各样的皮肤表现。本病古代文献称之为"狐惑"。相当于西医的白塞病，又称眼口生殖器综合征或贝赫切特综合征。（图10-4-1、图10-4-2、图10-4-3）

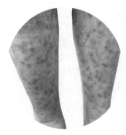
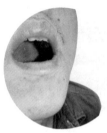
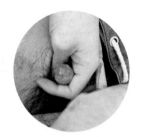

图10-4-1　狐惑病　　　　图10-4-2　狐惑病　　　　图10-4-3　狐惑病

## 二、病因病机

本病病因较为复杂，湿、热、毒、瘀的病理变化均可与发病有关。因脏腑失调，毒邪内蕴，加之外邪引动，则流窜他处，或上攻于咽喉，或下注于外阴，或流注于关节，或浸淫于肌肉皮肤。毒邪日久，耗气伤阴，正气不足，无力抗邪，则病情反复，缠绵不愈。

## 三、诊断要点

**1** 皮肤损害：外生殖器溃疡，单发或多发，伴疼痛，易反复发作。比较常见的还有结节性红斑、痤疮、毛囊炎样丘疹脓疱性损害。

**2** 口腔溃疡：反复发作，主要在颊黏膜、舌部，亦可累及咽、硬腭、扁桃体、喉、鼻腔和食管。

**3** 眼部病变：常见虹膜炎、视网膜血管炎。

**4** 其他：可有骨关节或内脏受累表现，如胃肠道、心血管、肺、神经系统等。

**5** 患者皮肤针刺同形反应阳性。

**6** 组织病理：表现为血管炎，大小血管均可受累。不同部位和病期的皮肤活检显示血管炎的病变差异较大。

## 四、辨证分型

### 肝脾湿热证

 口腔、二阴溃疡点，赤肿糜烂，灼热疼痛，甚至腐烂臭秽，患者进食及行走困难；目赤羞明，眼睑肿烂；伴发热身重，关节酸痛，纳差，腹胀，便溏不爽，小便赤涩；舌红，苔黄腻，脉弦滑数或濡数。

 疏肝理脾，除湿清热。

**疗法** ❶ 敷脐疗法　将由葛根、茯苓皮、黄连、黄芩及车前草各10g组成的配方颗粒用黄酒调制为糊状，并涂于医用胶贴上，涂抹范围直径2cm，厚0.5cm，敷于脐部，每次4～6小时。一天治疗一次，5次为1个疗程。

❷ 神阙穴拔火罐法　患者仰卧，将酒精棉球点燃迅速投入罐内，随即取出，乘势将罐扣在脐部（神阙穴），待3～5分钟后将火罐取下。连续拔罐3回合，一天治疗一次，3次为1个疗程。

❸ 脐部按摩　患者平卧，充分暴露腹部，取神阙穴，术者肘部悬空，拇指指腹紧贴患者脐部，有节律地连续屈伸拇指指间关节，同时做小幅度的顺时针旋转，对深部组织产生较强的振动按揉，按摩1分钟，休息1分钟，反复3回合。一天治疗一次，7次为1个疗程。

## 肝肾阴虚证

**证候** 口咽、外阴溃疡反复发生，长期不愈，溃处暗红，糜烂灼痛；双眼红赤干涩，视物不清或视力减退，下肢出现红斑结节；伴五心烦热，目眩，口苦咽干，心烦不寐，腰膝酸软；舌红少津或有裂纹，苔少或薄白苔，脉弦细或细数。

**治则** 滋养肝肾，佐以清热解毒除湿。

**疗法** ❶ 敷脐疗法　黄柏、栀子、木通、石斛、黄芪、肿节风各适量研末，取药粉用蜜调成饼状，填塞脐窝，每日1换，14日为1个疗程。

❷ 神阙穴拔火罐法　患者仰卧，将酒精棉球点燃迅速投入罐内，随即取出，乘势将罐扣在脐部（神阙穴），待3～5分钟后将火罐取下。连续拔罐3回合，一天治疗一次，3次为1个疗程。

❸ 脐部按摩　患者平卧，充分暴露腹部，取神阙穴，术者肘部悬空，拇指指腹紧贴患者脐部，有节律地连续屈伸拇指指间关节，同时做小幅度的逆时针旋转，对深部组织产生较强的振动按揉，按摩1分钟，休息1分钟，反复3回合。一天治疗一次，7次为1个疗程。

## 脾肾阳虚证

证候　长期反复出现口腔、阴部溃疡，平塌凹陷，覆有灰白色苔膜，此起彼，缠绵难愈，目涩昏蒙，甚或失明；皮肤暗红色斑块，伴面目、肢体浮肿，神志恍惚，腰膝冷痛，五更泄泻；舌质淡胖，苔白滑，脉沉细。

治则　温阳补肾，健脾除湿，活血通络。

疗法　❶ 敷脐疗法　当归30g，川芎30g，红花15g，延胡索15g，小茴香15g，肉桂15g，细辛10g。以上各药共研成细末，用时取本散9g以适量黄酒调匀，制成饼状敷于脐中，上覆伤湿止痛膏，再配合微波治疗。一天治疗一次，7次为1个疗程。

❷ 隔药灸神阙

（1）熟附子、干姜、白术、乌药、甘草比例为15∶9∶9∶9∶6。药粉粗细为60目，黄酒调和。

（2）艾炷制作：选适量艾绒，将之搓成的艾团，夹在左手拇食指指腹之间，食指在上，拇指在下，再用右手拇、食指将艾团向内向左挤压，即可将圆形艾团压缩成上尖下平之圆锥形半截橄榄核大小的艾炷。随做随用，共制作3壮。做成的艾炷直径约1cm，高约1cm，燃烧约5分钟为宜。

（3）嘱患者仰卧，充分暴露肚脐，用75%酒精棉球局部常规消毒后，先将洞巾平铺于腹部，取上述药饼适量（约8~10g）用常温下黄酒加入药粉中调和均匀后填满脐孔，后把捏好的艾炷放在药末上，点燃，连续施灸3壮，以患者感觉灼热则取下，耗时约15分钟，以脐周局部皮肤微红为度。施灸结束后将药饼去掉，用温开水清洗干净。一天治疗一次，7次为1个疗程。

❸ 神阙穴拔火罐法　患者仰卧，将酒精棉球点燃迅速投入罐内，随即取出，乘势将罐扣在脐部（神阙穴），待3~5分钟后将火罐取下。连续拔罐3回合，一天治疗一次，3次为1个疗程。

❹ 脐部按摩　患者平卧，充分暴露腹部，取神阙穴，术者肘部悬空，拇指指腹紧贴患者脐部，有节律地连续屈伸拇指指间关节，同时做小幅度的逆时针旋转，对深部组织产生较强的振动按揉，按摩1分钟，休息1分钟，反复3回合。一天治疗一次，7次为1个疗程。

## 五、按语

中医称白塞病为"狐惑病"，历代中医对本病均有描述，最早在汉代《金匮要略》中已有记载："狐惑之为病，状如伤寒，默默欲眠，目不得闭，卧起不安，蚀于喉为惑，蚀于阴为狐。"隋代《诸病源候论·伤寒狐惑候》谓："初得状如伤寒，或因伤寒而变成斯病……此皆湿毒之所为也。"元代《金匮玉函经二注》谓："狐惑病，谓虫蚀上下也……盍因湿热久停，蒸腐气血而成瘀浊，于是风化所腐为虫矣。"认为本病因湿热浊而成。《金匮要略方论本义》又提出了虚热说，曰："狐惑者，阴虚血热之病也。""治虫者治其标也，治虚热者治其本也。"如口腔、二阴溃疡点，赤肿糜烂，灼热疼痛，甚至腐烂臭者为肝脾湿热证，予葛根、茯苓皮、黄连、黄芩及车前草颗粒剂，黄酒调和敷脐以清热利湿。若皮疹颜色不鲜，伴五心烦热、目眩、口苦咽干、不寐、腰膝酸软等为肝肾阴虚证，予黄柏、栀子、木通、石斛、黄芪、肿节风研末，蜜调敷脐以滋阴清热。若皮损颜色晦暗，伴肢体浮肿、神志恍惚、腰膝冷痛、五更泄泻等症状为脾肾阳虚，予当归、川芎、红花、延胡索、小茴香、肉桂、细辛研末黄酒调和敷脐以温阳健脾、活血止血；隔药灸温阳散寒。

## 六、注意事项

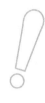

● 本法宜在室内进行，注意保暖，以免患者受凉，体虚者、老年人、小儿尤应注意；

● 刚吃完饭或空腹不宜灸脐；

● 孕妇宜慎用或忌用脐疗，有堕胎或毒副作用的药物更应慎用或禁用，以免发生堕胎流产；

● 久病体弱及有严重心脏病患者，用药量不宜过大，敷药时间不宜过长，病愈即去药，最好在医生指导下用药；

● 敷药后注意局部反应，如痒、起红斑、丘疹、水疱为过敏，停脐疗，局部外涂糖皮质激素类药膏。

参考文献 ————————————————————————

[1] 邓海清，黄国荣，吴瑞林，等. 不同疗程对脱敏组方配合敷脐疗法治疗97例慢性荨麻疹疗效的影响[J]. 中医研究，2006，19(8):21-22.

[2] 施志明，张为. 多塞平乳膏敷脐治疗慢性荨麻疹疗效观察[J]. 中国中西医结合皮肤性病学杂志，2003，2(1):54.

[3] 中华中医药学会皮肤科分会. 瘾疹(荨麻疹)中医治疗专家共识[J]. 中国中西医结合皮肤性病学杂志，2017，16(3):274-275.

[4] 徐淑华，刘莹，石桂珍. 神阙穴拔火罐治疗急性荨麻疹123例[J]. 现代中医结合杂志，2007，16(22):3208.

[5] 黎婵. 神阙穴拔火罐治疗急性荨麻疹的临床观察[J]. 光明中医，2018，

3(4):4544-545.

[6] 刘霞，陶硕．神阙穴拔罐配合一指禅法治疗荨麻疹100例[J]．陕西中医，
2004，25(11):1026-1027.

[7] 林友燕．五倍子贴敷神阙穴治疗系统性红斑狼疮盗汗症状疗效观察[J]．上
海针灸杂志，2014，33(05):398-399.

[8] 刘征．自拟方贴脐治疗乳腺癌肝肾阴虚证的临床研究[D]．云南中医学院，
2016.

[9] 耿少怡，陈英芳，焦平，等．通便散敷脐治疗小儿实证便秘128例[J]．中国
针灸，2005(11):8.

[10] 傅沛藩，周玉萍．行气活血散敷贴神阙穴治疗小儿慢性乙型肝炎66例[J]．
中西医结合肝病杂志，1997(03):161-162.

[11] 喻文球．药物封脐疗法在皮肤病中的应用[J]．江西中医学院学报，2000，
12(2):57-58.

[12] 王艳慧．探析神阙穴穴位贴敷对老年脾肾阳虚型便秘的临床疗效[J]．内蒙
古中医药，2017，36(02):97.

[13] 王怀隐．太平圣惠[M]．北京:人民卫生出版社，1985:2354.

[14] 林黄果．脐疗作用探析[J]．中国民间疗法，2006，14(3):9.

[15] 徐海燕．栀子豉汤方敷神阙穴治疗小儿心经积热型夜啼临床疗效观察[D]．
福建中医药大学，2010.

[16] 曹雪梅，张洛琴．敷脐疗法治疗原发性痛经43例[J]．中医外治杂志，
2011，20(04):20-21.

[17] 黎燕．腹针结合隔药灸神阙治疗寒凝血瘀型原发性痛经临床研究[D]．广州
中医药大学，2016.

[18] 柯正华，龙升华．天灸配合神阙穴闪火罐治疗阳虚型过敏性鼻炎:随机对照
研究[J]．中国针灸，2014，34(09):853-856.

[19] 黄海．推拿疗法结合中药敷脐治疗婴幼儿轮状病毒肠炎(湿热证)效果观察
[J]．白求恩医学杂志，2016，14(05):657-658.

[20] 吴继良．养血安心膏敷脐治疗冠心病心绞痛临床观察[J]．实用中西医结合
临床，2003(04):9-10.

[21] 周晨，董元花，张晶，等．脐灸治疗气血虚弱型产后缺乳30例[J]．中国针
灸，2017，37(07):733.

[22] 唐玉秋．愈痛贴治疗寒湿凝滞型原发性痛经临床研究[J]．山东中医杂志，

2006(10):671-673.

[23] 吕伟. 重灸神阙穴治疗脾肾阳虚型溃疡性结肠炎[J]. 内蒙古中医药,
2015, 34(09):46.

[24] 罗清平, 林咸明. 隔姜灸神阙、关元穴治疗寒凝血瘀型原发性痛经65例[J].
中医药导报, 2015, 21(09):40+43.

[25] 余毅. 止泻推拿结合脐疗治疗儿童脾虚泻的疗效观察[D]. 浙江中医药大
学, 2017.

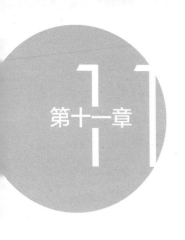

# 第十一章 皮肤血管病

## 第一节 葡萄疫（过敏性紫癜）

### 一、定义

葡萄疫是血管壁渗透性或脆性增高所致皮肤、黏膜下出现瘀点或瘀斑为主要表现的一种血管炎性疾病。其临床特点是皮肤或黏膜出现紫红色瘀点、瘀斑，压之不褪色，可伴有腹痛、关节痛或肾脏病变，一般无血液系统疾病。古代文献中"肌衄""斑毒""紫癜风"等疾病描述与本病亦有相似之处。相当于西医的过敏性紫癜。（图11-1-1）

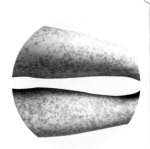

图11-1-1　葡萄疫

### 二、病因病机

本病总由禀赋不耐，脏腑蕴热，络脉被热邪损伤，遂使血不循经，外溢于皮肤，内渗于脏腑而成。或有风热之邪阻于肌表；或因风湿热之邪阻塞络道和关节；或兼湿热之邪蕴结于肠胃之间；或内伤脏器，肾气不充，气化失司，湿热下注所致。

## 三、诊断要点

**❶** 本病好发于儿童及青少年，男女皆可发病。

**❷** 发病前有上呼吸道感染史，或药物、食物过敏等病史。

**❸** 典型皮损症状：皮肤分批出现对称分布、大小不等、高出皮肤、压之不褪色的针尖到黄豆大小鲜红色斑丘疹样紫癜，以双下肢伸侧及臀部为多。

**❹** 约2/3患者出现消化道症状，以脐周或下腹部绞痛伴呕吐为主；部分患者同时伴有关节痛和尿异常改变。

**❺** 血小板计数正常或升高，出血、凝血时间正常，血块收缩试验正常。部分患者毛细血管脆性试验阳性，血沉轻度增快。肾脏受累者尿常规可有镜下血尿、尿蛋白等肾脏损害表现。肾组织活检可确定肾脏病变性质。有消化道症状者大便隐血试验多阳性。

**❻** 除外其他疾病引起的血管炎及其他出血性疾患。

## 四、辨证分型

### 风热伤营证

**证候** 皮疹突然发生，初起颜色鲜红，后渐变紫，分布较密，甚则皮损融合成片，发生与消退均较快，部位游走不定；伴有微痒、发热、咽痛、全身不适，或有关节疼痛；苔薄黄，脉浮数。

**治则** 疏风清热，凉血活血。

**疗法** ❶ 敷脐疗法　生槐花、栀子、甘草、乌梅、豨莶草各适量研末，取药粉用醋调制，填于脐部，2天1换，14天为1个疗程。

❷ 神阙穴拔火罐法　患者仰卧，将酒精棉球点燃迅速投入罐

内，随即取出，乘势将罐扣在脐部（神阙穴），待3~5分钟后将火罐取下。连续拔罐3回合，一天治疗一次，3次为1个疗程。

❸ 脐部按摩　患者平卧，充分暴露腹部，取神阙穴，术者肘部悬空，拇指指腹紧贴患者脐部，有节律地连续屈伸拇指指间关节，同时做小幅度的顺时针旋转，对深部组织产生较强的振动按揉，按摩1分钟，休息1分钟，反复3回合。一天治疗一次，7次为1个疗程。

## 湿热蕴阻证

皮疹多发于下肢，间见黑紫色血痂，疱破糜烂；常伴腿踝肿痛，多见腹痛较甚，甚则便血或柏油样便，轻者腹微胀痛、纳呆、恶心、呕吐；舌红或带紫，苔白腻或黄腻，脉濡数。

清热利湿，活血化瘀。

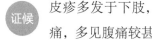
❶ 敷脐疗法　（取中药黄连、益智仁、吴茱萸、胆南星各5g以老陈醋适量调制成饼状），于患者每晚临睡前敷于其脐部，用纱布固定，在次日清晨取下。一天治疗一次，7次为1个疗程。

❷ 神阙穴拔火罐法　患者仰卧，将酒精棉球点燃迅速投入罐内，随即取出，乘势将罐扣在脐部（神阙穴），待3~5分钟后将火罐取下。连续拔罐3回合，一天治疗一次，3次为1个疗程。

❸ 脐部按摩　患者平卧，充分暴露腹部，取神阙穴，术者肘部悬空，拇指指腹紧贴患者脐部，有节律地连续屈伸拇指指间关节，同时做小幅度的顺时针旋转，对深部组织产生较强的振动按揉，按摩1分钟，休息1分钟，反复3回合。一天治疗一次，7次为1个疗程。

# 阴虚火旺证

**证候** 病程较长，反复发作，皮疹紫红其色不鲜，分布不密；伴低热、颧红、盗汗、腰酸膝软；舌质红无苔或光苔，脉细数。

**治则** 滋阴清热，凉血化斑。

**疗法** ❶ 敷脐疗法　黄柏、栀子、木通、石斛、黄芪、肿节风各适量研末，取药粉用蜜调成饼状，填塞脐窝，每日1换，14日为1个疗程。

❷ 神阙穴拔火罐法　患者仰卧，将酒精棉球点燃迅速投入罐内，随即取出，乘势将罐扣在脐部（神阙穴），待3~5分钟后将火罐取下。连续拔罐3回合，一天治疗一次，3次为1个疗程。

❸ 脐部按摩　患者平卧，充分暴露腹部，取神阙穴，术者肘部悬空，拇指指腹紧贴患者脐部，有节律地连续屈伸拇指指间关节，同时做小幅度的逆时针旋转，对深部组织产生较强的振动按揉，按摩1分钟，休息1分钟，反复3回合。一天治疗一次，7次为1个疗程。

# 脾不统血证

**证候** 起病缓慢，迁延日久，皮疹淡紫斑，分布稀疏；伴腹胀、便溏、恶心、纳呆、倦怠无力、面色萎黄；或间见心悸、头晕、目眩、面色无华、唇淡；舌质淡，少苔，脉沉细或弱。

**治则** 健脾益气，活血化瘀。

**疗法** ❶ 敷脐疗法　党参10g，白术7g，干姜5g，炙甘草3g，硫黄25g研末，每次用2g填脐，5日一换，5次为1个疗程。

❷ 神阙穴拔火罐法  患者仰卧，将酒精棉球点燃迅速投入罐内，随即取出，乘势将罐扣在脐部（神阙穴），待3~5分钟后将火罐取下。连续拔罐3回合，一天治疗一次，3次为1个疗程。

❸ 脐部按摩  患者平卧，充分暴露腹部，取神阙穴，术者肘部悬空，拇指指腹紧贴患者脐部，有节律地连续屈伸拇指指间关节，同时做小幅度的逆时针旋转，对深部组织产生较强的振动按揉，按摩1分钟，休息1分钟，反复3回合。一天治疗一次，7次为1个疗程。

## 脾肾阳虚证

**证候**  病程日久，斑色淡紫，触之不温，遇寒加重；并见面色苍白或紫暗、头晕、耳鸣、身形冷、腰膝酸软、纳少便溏、腹痛喜按；舌质淡或带紫色，脉细弱或沉迟。

**治则**  补肾健脾，温阳摄血。

**疗法**  ❶ 敷脐疗法  当归30g，川芎30g，红花15g，延胡索15g，小茴香15g，肉桂15g，细辛10g。以上各药共研成细末，用时取本散9g以适量黄酒调匀，制成饼状敷于脐中，上覆伤湿止痛膏，再配合微波治疗分钟。一天治疗一次，7次为1个疗程。

❷ 隔药灸神阙

（1）熟附子、干姜、白术、乌药、甘草比例为15：9：9：9：6。药粉粗细为60目，黄酒调和。

（2）艾炷制作：选适量艾绒，将之搓成的艾团，夹在左手拇、食指指腹之间，食指在上，拇指在下，再用右手拇、食指将艾团向内向左挤压，即可将圆形艾团压缩成上尖下平之圆锥形半截橄榄核大小的艾炷。随做随用，共制作3壮。做成的艾炷直径约1cm，高约1cm，燃烧约5分钟为宜。

（3）嘱患者仰卧，充分暴露肚脐，用75%酒精棉球局部常规消毒后，先将洞巾平铺于腹部，取上述药饼适量（约8~10g）用常温下黄酒加入药粉中调和均匀后填满脐孔，后把捏好的艾炷放在药末上，点燃，连续施灸3壮，以患者感觉灼热则取下，耗时约15分钟，以脐周局部皮肤微红为度。施灸结束后将药饼去掉，用温开水清洗干净。一天治疗一次，7次为1个疗程。

❸ 神阙穴拔火罐法　患者仰卧，将酒精棉球点燃迅速投入罐内，随即取出，乘势将罐扣在脐部（神阙穴），待3~5分钟后将火罐取下。连续拔罐3回合，一天治疗一次，3次为1个疗程。

❹ 脐部按摩　患者平卧，充分暴露腹部，取神阙穴，术者肘部悬空，拇指指腹紧贴患者脐部，有节律地连续屈伸拇指指间关节，同时做小幅度的逆时针旋转，对深部组织产生较强的振动按揉，按摩1分钟，休息1分钟，反复3回合。一天治疗一次，7次为1个疗程。

## 气滞血瘀证

**证候**　多见于腹部紫癜，皮疹色紫暗，脐周及下腹部绞痛；伴有恶心呕吐、便血或肠套叠；舌紫或有瘀斑，脉涩。

**治则**　活血化瘀。

**疗法**　❶ 敷脐疗法

（1）三七10g，丹参12g，石菖蒲20g，远志20g，红花8g，香附6g。以上药物共同研成细末，用40度白酒调成稠膏状，填满肚脐，外用胶布固定，每晚换药1次，连续10天为1个治疗周期。

（2）苍术10g，黄柏6g，花椒10g，乌梅10g，五味子10g，生蒲黄10g，五灵脂10g，炒白芍15g，炙甘草15g，延胡索10g，木香6g，用开水调成糊状，敷神阙穴，每日2次，可酌情连用7~10天。

❷ 神阙穴拔火罐法　患者仰卧，将酒精棉球点燃迅速投入罐内，随即取出，乘势将罐扣在脐部（神阙穴），待3~5分钟后将火罐取下。连续拔罐3回合，一天治疗一次，3次为1个疗程。

❸ 脐部按摩　患者平卧，充分暴露腹部，取神阙穴，术者肘部悬空，拇指指腹紧贴患者脐部，有节律地连续屈伸拇指指间关节，同时做小幅度的顺时针旋转，对深部组织产生较强的振动按揉，按摩1分钟，休息1分钟，反复3回合。一天治疗一次，7次为1个疗程。

## 五、按语

中医称过敏性紫癜为"葡萄疫"，《外科正宗》有"葡萄疫"的描述："葡萄疫，其患生于小儿，感于四时不正之气，郁于皮肤不散，结成大小青紫斑点，色若葡萄。"《医亲金鉴·外科心法要诀·葡萄疫篇》云："此证多因婴儿感受疠疫之气，部于皮肤，凝结而成。大小青紫斑点，色状如葡萄，发于遍身，唯腿胫居多。"《外科证治全书·发无定处证》："葡萄疫，此证多生小儿。盖四时不正之气，郁于肌肤而发，发成大小青紫色斑点，色如葡萄，头面遍身随处可发，身热口渴者，羚羊角化斑汤主之；不渴倦息者，补中益气汤加生地主之，有邪毒传胃、牙根腐烂出血者，内用羚羊角化斑汤去苍术加升麻、葛根服之，外搽珍珠散。"如皮疹新发，颜色鲜红，伴咽痛或发热为风热伤营证，予生槐花、栀子、甘草、乌梅、荃草研末醋调敷脐以清热凉血。如皮疹紫暗，伴腹胀纳差、便溏者为湿热蕴阻证，予黄连、益智仁、吴茱萸、胆南星研末，陈醋调和敷脐以清热利湿。如病久，皮疹散在，伴五心烦热，低热盗汗者为阴虚火旺证，予黄柏、栀子、木通、石斛、黄芪、肿节风研末蜜调敷脐，以滋阴清热。如病久迁延不愈，伴腹胀、便溏、倦怠乏力、面色萎黄者为脾不统血证，予党参、白术、干姜、炙甘草、硫黄研末填脐以健脾益气止血。如病程日久，斑色淡紫，遇寒加重，伴面色苍白或紫暗、头晕、耳鸣、腰膝酸软、纳少便溏者为脾肾阳虚证，予当归、川芎、红花、延胡索、茴香、肉桂、细辛研末黄酒调和敷脐以温补脾肾、益气止血；隔药灸温中散寒。如皮疹紫暗、腹部绞痛、恶心呕吐者予三七、丹参、石菖蒲、远志、红花、香附研末白酒调和以活血化瘀；疼痛明显者予苍术、黄柏、花椒、乌梅、五味子、生蒲黄、五灵脂、炒白芍、炙甘草、延胡索、木香研末水调敷脐。

## 六、注意事项

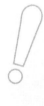

● 本法宜在室内进行，注意保暖，以免患者受凉，体虚者、老年人、小儿尤应注意；

● 刚吃完饭或空腹不宜灸脐；

● 孕妇忌用脐疗，以免发生堕胎流产；

● 久病体弱及有严重心脏病患者，用药量不宜过大，敷药时间不宜过长，病愈即去药，最好在医生指导下用药。

● 敷药后注意局部反应，如痒、起红斑、丘疹、水疱为过敏，停脐疗，局部外涂糖皮质激素类药膏。

## 第二节　瘀血流注
### （变应性皮肤血管炎）

## 一、定义

瘀血流注是一种主要累及真皮浅层毛细血管和小血管的过敏性炎症性皮肤病，好发于四肢，以小腿、踝周最为显著。古代文献称之为"瘀血流注""梅核丹"等。本病相当于西医的变应性皮肤血管炎。（图11-2-1）

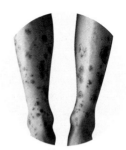

图11-2-1　瘀血流注

## 二、病因病机

本病多因湿热内蕴，外感风邪，风湿热日久化毒，热毒结聚所致；或由于寒湿之邪，外客肌腠，凝聚肌肤，络道阻塞，气血凝滞而发。

## 三、诊断要点

❶ 皮疹多形性，以紫癜性斑丘疹、坏死、溃疡为主。

❷ 发病部位以下肢多见。

❸ 可有瘙痒、烧灼感、疼痛。较重时可伴有发热、关节疼痛及肾脏等脏器受损的表现。

❹ 有自愈倾向，病程慢性，易反复。

⑤ 实验室检查可见血沉增快，补体C3及总补体降低，贫血，白细胞升高及嗜酸细胞升高。有肾损害者出现蛋白尿、血尿及管型。

⑥ 组织病理可见真皮浅层毛细血管及小血管壁纤维蛋白样物质沉积，管周以中性粒细胞浸润为主，可见淋巴细胞及嗜酸性粒细胞，及红细胞外溢。

## 四、辨证分型

### 热毒壅盛证

**证候** 发热急促，下肢、躯干泛发紫癜性丘疹、斑丘疹和坏死性溃疡，颜色鲜红或紫红，自觉灼热疼痛，伴发热、乏力或咯血、便血、口干喜冷饮。舌红苔黄厚干，脉数。

**治则** 清热凉血解毒。

**疗法** ❶ 敷脐疗法　将大黄、黄芩、黄连、黄柏各15g研末成粉用水或蜜适量调和敷脐，用胶布固定，外敷2~4小时。一天治疗一次，7次为1个疗程。

❷ 神阙穴拔火罐法　患者仰卧，将酒精棉球点燃迅速投入罐内，随即取出，乘势将罐扣在脐部（神阙穴），待3~5分钟后将火罐取下。连续拔罐3回合，一天治疗一次，3次为1个疗程。

❸ 脐部按摩　患者平卧，充分暴露腹部，取神阙穴，术者肘部悬空，拇指指腹紧贴患者脐部，有节律地连续屈伸拇指指间关节，同时做小幅度的顺时针旋转，对深部组织产生较强的振动按揉，按摩1分钟，休息1分钟，反复3回合。一天治疗一次，7次为1个疗程。

### 湿热阻络证

**证候** 皮疹分布以双下肢为主，在紫色斑丘疹的基础上伴发水疱、溃疹，发热，关节胀痛，大便稀烂不畅，小便短赤；舌红苔黄，脉弦数或滑数。

**治则** 清热利湿，解毒通络。

**疗法** ❶ 敷脐疗法 取中药黄连、益智仁、吴茱萸、胆南星各5g以老陈醋适量调制成饼状，于患者每晚临睡前敷于其脐部，用纱布固定，在次日清晨取下。一天治疗一次，7次为1个疗程。

❷ 神阙穴拔火罐法 患者仰卧，将酒精棉球点燃迅速投入罐内，随即取出，乘势将罐扣在脐部（神阙穴），待3～5分钟后将火罐取下。连续拔罐3回合，一天治疗一次，3次为1个疗程。

❸ 脐部按摩 患者平卧，充分暴露腹部，取神阙穴，术者肘部悬空，拇指指腹紧贴患者脐部，有节律地连续屈伸拇指指间关节，同时做小幅度的顺时针旋转，对深部组织产生较强的振动按揉，按摩1分钟，休息1分钟，反复3回合。一天治疗一次，7次为1个疗程。

## 寒阻脉络证

**证候** 皮疹为紫斑性丘疹、斑丘疹，皮损处有麻木感，大便溏；舌淡，苔白而润，脉沉迟。

**治则** 温经散寒通络。

**疗法** ❶ 敷脐疗法
（1）半夏10g，吴茱萸5g，丁香10g，花椒8g，阿魏10g。上述药物共研细末，和匀调成丸状，敷于神阙穴，胶布固定，每次敷贴20～22小时后取下，5天为1个疗程。

（2）以吴茱萸、防风各2g研细末，米醋调成糊状敷脐，以填平脐窝为度，覆以保鲜膜，胶布固定。每天1次，每次4～6小时，7天为1个疗程。

**❷ 神阙穴拔火罐法** 患者仰卧，将酒精棉球点燃迅速投入罐内，随即取出，乘势将罐扣在脐部（神阙穴），待3～5分钟后将火罐取下。连续拔罐3回合，一天治疗一次，3次为1个疗程。

**❸ 脐部按摩** 患者平卧，充分暴露腹部，取神阙穴，术者肘部悬空，拇指指腹紧贴患者脐部，有节律地连续屈伸拇指指间关节，同时做小幅度的顺时针旋转，对深部组织产生较强的振动按揉，按摩1分钟，休息1分钟，反复3回合。一天治疗一次，7次为1个疗程。

**❹ 隔姜灸** 将鲜生姜片切成直径3cm、厚约0.2～0.3cm的生姜片，用针扎孔若干，置神阙穴上，用大艾炷点燃放在姜片中心施灸，若患者有灼痛感可将姜片提起，使之离开皮肤片刻，旋即放下。再行灸治，反复进行，以局部皮肤潮红湿润为度。一般每穴施灸5～7壮。每日1次，7日为1个疗程，连续3个疗程后开始疗效评价。

## 阴虚血热证

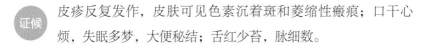

**证候** 皮疹反复发作，皮肤可见色素沉着斑和萎缩性瘢痕；口干心烦，失眠多梦，大便秘结；舌红少苔，脉细数。

**治则** 养阴清热。

**疗法** **❶ 敷脐疗法** 黄柏、栀子、木通、石斛、黄芪、肿节风各适量研末，取药粉用蜜调成饼状，填塞脐窝，每日1换，14日为1个疗程。

❷ 神阙穴拔火罐法　患者仰卧，将酒精棉球点燃迅速投入罐内，随即取出，乘势将罐扣在脐部（神阙穴），待3～5分钟后将火罐取下。连续拔罐3回合，一天治疗一次，3次为1个疗程。

❸ 脐部按摩　患者平卧，充分暴露腹部，取神阙穴，术者肘部悬空，拇指指腹紧贴患者脐部，有节律地连续屈伸拇指指间关节，同时做小幅度的逆时针旋转，对深部组织产生较强的振动按揉，按摩1分钟，休息1分钟，反复3回合。一天治疗一次，7次为1个疗程。

## 气滞血瘀证

**证候**　皮疹呈结节性块状物，皮损处有麻木刺痛或窜痛感；舌暗红，苔薄，脉涩。

**治则**　行气活血化瘀。

**疗法**　❶ 敷脐疗法

（1）三七10g，丹参12g，石菖蒲20g，远志20g，红花8g，香附6g。以上药物共同研成细末，用40度白酒调成稠膏状，填满肚脐，外用胶布固定每晚换药1次，连续10天为1个治疗周期。

（2）苍术10g，黄柏6g，花椒10g，乌梅10g，五味子10g，生蒲黄10g，五灵脂10g，炒白芍15g，炙甘草15g，延胡索10g，木香6g，用开水调成糊状，敷神阙穴，每日2次，可酌情连用7～10天。

❷ 神阙穴拔火罐法　患者仰卧，将酒精棉球点燃迅速投入罐内，随即取出，乘势将罐扣在脐部（神阙穴），待3～5分钟后将

火罐取下。连续拔罐3回合，一天治疗一次，3次为1个疗程。

❸ 脐部按摩　患者平卧，充分暴露腹部，取神阙穴，术者肘部悬空，拇指指腹紧贴患者脐部，有节律地连续屈伸拇指指间关节，同时做小幅度的顺时针旋转，对深部组织产生较强的振动按揉，按摩1分钟，休息1分钟，反复3回合。一天治疗一次，7次为1个疗程。

## 五、按语

中医称之为"瘀血流注"，是指侵犯真皮上部毛细血管及小血管的坏死性血管炎。本病好发于双下肢，特别是小腿及踝部，临床上常有明显的皮肤损害，如丘疹、斑丘疹、紫癜、斑、结节、溃疡等，可伴有有发热、乏力、关节痛。本病呈急性、亚急性及慢性复发性经过。中医认为本病多由脏腑蕴热于内，寒凝侵袭于外，热与寒湿相互蕴结，脉络痹阻或筋脉瘀结，致使冲脉失养，阳气不能下达，气血凝滞所引起。如起病急，皮疹多、颜色鲜红，伴发热者为热毒壅盛证，予大黄、黄芩、黄连、黄柏研末蜜调敷脐；如伴大便稀烂不畅，小便短赤者为湿热阻络证，予黄连、益智仁、吴茱萸、胆南星研末，陈醋调和敷脐以清热利湿；如伴畏寒肢冷者为寒阻脉络证，轻者予吴茱萸、防风研末敷脐，重者予半夏、吴茱萸、丁香、花椒、阿魏研末为丸填脐；如伴口干心烦、失眠多梦者为阴虚血热证，予黄柏、栀子、木通、石斛、黄芪、肿节风研末、蜜调敷脐以滋阴清热；如皮损日久，消退缓慢，伴舌紫暗、瘀点瘀斑者予三七、丹参、石菖蒲、远志、红花、香附以活血化瘀、理气散结；如疼痛明显者予苍术、黄柏、花椒、乌梅、五味子、生蒲黄、五灵脂、炒白芍、炙甘草、延胡索、木香研末敷脐。脐部火罐可驱除邪气。脐部按摩顺时针为泻法，逆时针为补法。脐部艾灸尤其是隔姜灸可温阳散寒。

## 六、注意事项

- 本法宜在室内进行，注意保暖，以免患者受凉，体虚者、老年人、小儿尤应注意；

- 刚吃完饭或空腹不宜灸脐；

- 孕妇忌用脐疗，以免发生堕胎流产；

- 久病体弱及有严重心脏病患者，用药量不宜过大，敷药时间不宜过长，病愈即去药，最好在医生指导下用药；

- 敷药后注意局部反应，如痒、起红斑、丘疹、水疱为过敏，停脐疗，局部外涂糖皮质激素类药膏。

## 第三节 瓜藤缠（结节性红斑）

### 一、定义

瓜藤缠是一种对称发生于小腿部伸侧的红色或紫红色的炎性结节性皮肤病。古代文献称之为"瓜藤缠""湿毒流注"等。本病相当于西医的结节性红斑。（图11-3-1）

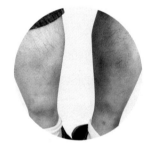

图11-3-1 瓜藤缠

## 二、病因病机

本病多因素体血分有热，外感湿邪，湿与热结，或脾虚失运，水湿内生，湿郁化热，湿热下注，气滞血瘀，瘀阻经络而发；或体虚之人气血不足，卫外不固，寒湿之邪乘虚外袭，客于肌肤腠理，流于经络，气血瘀滞而发。

## 三、诊断要点

**①** 多见于春秋两季，好发于青年女性。　**②** 好发于小腿伸侧。

**③** 皮损为散在分布的鲜红或紫红色的皮下结节，高出平面，大小不等，自蚕豆至杏核或核桃大小，如数个结节融合一起，亦可大如鸡卵，按之疼痛，不化脓，不溃破。

**④** 发病前可有畏寒、发热、头痛、咽痛、全身倦怠、关节痛等全身症状。

**⑤** 急性发病者经过迅速，一般在6周左右自愈，但亦有长达数月者。并在妇女行经期或工作劳累，或感冒后易于复发。

## 四、辨证分型

### 湿热蕴结证

**证候** 起病急促，双小腿结节鲜红，自觉灼热，疼痛明显；伴发热、咽痛、肌肉关节疼痛，小便黄赤，口干口苦；舌红、苔黄，脉浮数或滑数。

**治则** 清热利湿，疏经通络。

**疗法** ❶ 敷脐疗法　荆芥、桃仁、薄荷、栀子、蛇床子、樟脑。将上述中药除冰片、樟脑外先拣净烘干混合均匀，粉粹后过50目筛。再将冰片樟脑研细过100目筛，同前者药粉混合均匀，装密封容器中备用。取上述粉末15g，用0.9%氯化钠溶液湿润10分钟后装入自制药袋（5cm×5cm），敷于患者神阙穴上每天2次，各敷1小时，7天为1个疗程。

❷ 神阙穴拔火罐法　患者仰卧，将酒精棉球点燃迅速投入罐内，随即取出，乘势将罐扣在脐部（神阙穴），待3~5分钟后将火罐取下。连续拔罐3次为1次，1日1次，3次为1个疗程。

❸ 脐部按摩　患者平卧，充分暴露腹部，取神阙穴，术者肘部悬空，拇指指腹紧贴患者脐部，有节律地连续屈伸拇指指间关节，同时做小幅度的顺时针旋转，对深部组织产生较强的振动按揉，按摩1分钟，休息1分钟，反复3次。

## 气滞血瘀证

**证候** 病程日久未愈，结节逐渐成紫红色或暗红色，疼痛或压痛明显，硬度增加；伴口干口苦，大便秘结；舌红或紫红有瘀点，苔薄黄，脉涩。

**治则** 行气活血，散瘀化结

**疗法** ❶ 敷脐疗法　生大黄，生山栀子，马钱子，赤芍子，骨碎补，当归，三七，红花，冰片，樟脑。操作方法：将上述中药除冰片、樟脑外先拣净烘干混合均匀，粉碎后过50目筛。再将冰片樟脑研细过100目筛，同前者药粉混合均匀，装密封容器中备用。取上述粉末15g，用0.9%氯化钠溶液湿润10分钟后装入自制药（5cm×5cm），敷于患者神阙穴上，每天2次，各敷1小时，7天为1个疗程。

❷ 填药法　明矾10g，青黛10g，芒硝10g，乳香10g，没药10g，冰片2g，血竭2g，制川草乌各5g。共研细末，装瓶备用。敷贴于神阙穴，每日敷6～8小时，每日更换1次。连用15天为1个疗程。

❸ 神阙隔盐灸　每周隔盐艾灸3次，每次4～9壮，隔日1次，持续1月。

## 脾虚血瘀证

证候　双小腿结节暗红不鲜或淡红，反复发作，日久不愈，双足浮肿，倦怠乏力，纳少，大便溏稀；舌红苔淡白，脉细弱。

治则　健脾利湿，化瘀散结。

疗法　❶ 艾灸　患者取仰卧位暴露神阙、关元穴，用清艾条，点燃后，放入自制艾灸盒内固定针上，盖上盖子。注意盖子勿完全盖严实，让一定量的空气进入箱内，使艾条能充分燃烧。将艾灸盒直接放在神阙、关元穴上施灸约30分钟。以局部温热而无热烫感为度，每天1次。

❷ 神阙穴拔火罐法　患者仰卧，将酒精棉球点燃迅速投入罐内，随即取出，乘势将罐扣在脐部（神阙穴），待3～5分钟后将火罐取下。连续拔罐3次为1次，1日1次，3次为1个疗程。

❸ 脐部按摩　患者平卧，充分暴露腹部，取神阙穴，术者肘部悬空，拇指指腹紧贴患者脐部，有节律地连续屈伸拇指指间关节，同时做小幅度的逆时针旋转，对深部组织产生较强的振动按揉，按摩1分钟，休息1分钟，反复3次。

# 肝肾不足证

**证候** 双下肢结节淡红或暗红，病程日久；伴头晕乏力，腰膝酸软，五心烦热；舌淡或绛，脉细数无力。

**治则** 滋阴养肝，活血散结。

**疗法** ❶ 艾灸　患者取仰卧位暴露神阙、关元穴，用清艾条，点燃后，放入自制艾灸盒内固定针上，盖上盖子。注意盖子勿完全盖严实，让一定量的空气进入箱内，使艾条能充分燃烧。将艾灸盒直接放在神阙、关元穴上施灸约30分钟。以局部温热而无热烫感为度，每天1次。

❷ 神阙穴拔火罐法　患者仰卧，将酒精棉球点燃迅速投入罐内，随即取出，乘势将罐扣在脐部（神阙穴），待3～5分钟后将火罐取下。连续拔罐3次为1次，1日1次，3次为1个疗程。

❸ 脐部按摩　患者平卧，充分暴露腹部，取神阙穴，术者肘部悬空，拇指指腹紧贴患者脐部，有节律地连续屈伸拇指指间关节，同时做小幅度的旋转，对深部组织产生较强的振动按揉，按摩1分钟，休息1分钟，反复3次。

## 五、按语

瓜藤缠是常见的炎症性脂膜炎，以发生于下肢伸侧疼痛性红斑、结节为主要临床特征。对其病名，在《医宗金鉴·外科心法要诀·卷七十一·瓜藤缠》中记载："此证生于腿胫，流行不定，或发一二处，疮顶形似牛眼，根漫肿……若绕胫而发，即名瓜藤缠，结核数枚，日久肿痛。"相当于西医的结节性红斑。该病的发生主要与感染、肿瘤、自身免疫、炎症性肠病、药物、妊娠等相关。该病属中医学"瓜藤缠""湿毒流注""梅核火丹"范畴。在《医宗金鉴·外科心法》湿毒流注附记载："此证生于腿胫，流行不定，或发一、二处，疮顶形如牛眼，跟脚漫肿，若绕胫而发，即名瓜藤缠，结核数枚，日久肿痛。"本病多由血分蕴热，又外感湿邪，湿热相结，阻塞脉络而致气血瘀滞；或脾虚水湿内生，湿郁化热而下注，脉络郁滞而结节；或体虚气血不足，卫外不固，寒湿客于皮肤腠理，阻隔脉络致气血瘀滞而生结节。中医认为，脐为人身之命蒂。神阙穴属于任脉，位于中下焦之间，能统领诸经百脉，交通五脏六腑。历代文献认为该穴主治百病，可升可降，无所不应。脐部更具有敏感度高、渗透力强、药物易被吸收的解剖特点。在高效透皮促进剂的作用下，具有穴位刺激和经皮吸收的双重作用，从而发挥其药理作用。如起病急促，双小腿结节鲜红，自觉灼热，疼痛明显为湿热蕴结证，予荆芥、桃仁、薄荷、栀子、蛇床子、樟脑研末敷脐以清热利湿散结；火罐及按摩可驱邪外出。如病程日久未愈，结节逐渐成紫红色或暗红色，疼痛或压痛明显，硬度增加为气滞血瘀证，予生大黄、生山栀子、马钱子、赤芍子、骨碎补、当归、三七、红花、冰片、樟脑以活血化瘀散结；病情重者予明矾、青黛、芒硝、乳香、没药、冰片、血竭、制川草乌研末敷脐。双小腿结节暗红不鲜或淡红，反复发作，日久不愈，伴双足浮肿，倦怠乏力，纳少，大便溏稀者为脾虚血瘀证，可予艾灸、火罐、按摩温中补益。如病久伴头晕乏力，腰膝酸软，五心烦热为肝肾不足证，予艾灸、火罐、按摩补益气血。

## 六、注意事项

● 注意体位，仰卧取穴：充分暴露脐部，以方便取穴、用药和治疗。若体位不对，如侧位，则易药物流失或污染皮肤；

- 严格消毒，预防感染：治疗前，一般宜用75%医用酒精按常规消毒法在脐部及四周皮肤上进行灭菌消毒，以免药物刺激损伤皮肤而导致细菌或病毒感染；

- 脐部皮肤娇嫩，在用有较强刺激性的药物时，或隔药灸脐法状数较多时，宜先在脐部涂一层凡士林后再用药或治疗，避免脐部起疱。在给小儿用药时，尤应注意这一点；

- 禁用刺激性强或毒性大的药物；

- 脐疗给药时一般用胶布或伤湿止痛膏等固封，个别患者对胶布可能发生过敏反应，可见局部瘙痒、红肿等现象，可停用药物；

- 认真覆盖，束紧固定：本法填纳或敷贴药物入脐之后，通常医者宜用消毒纱布、蜡纸或宽布条束紧固定。以免药物流失，或药物脱落而影响疗效；

- 由于脐部吸收药物较快，故用药开始几天内，个别患者（尤其是走串或寒冷药物时）会出现腹部不适或隐痛感，一般过几天会自行消失；

- 注意保暖，预防受凉：本法一般在室内进行施药，在冷天或者严寒季节施药，注意保暖，医者应快速操作，以免患者受凉感冒，尤其是体虚患者、老年人及小儿；

- 间断用药，疗程宜短：本法常有一些刺激性或辛辣性药物敷贴于脐上，贴药之后可有局部皮肤发痒、灼热、甚至发生起泡等现象。为了有效地减少上述缺点，通常用量不宜过大，更不应连续长期使用刺激性的药物。所以在治疗过程中，提倡间歇使用，每个疗程之间休息3~5天；

- 小儿施药，妥为护理：本法用于小儿时，应护理好患者，嘱其不能用手抓搔或擦拭，以防止敷药脱落。同时小儿肌肤娇嫩，不宜使用烈性药物，贴敷时间也不宜过久，一般控制在1~2小时。

## 参考文献

[1] 喻文球. 药物封脐疗法在皮肤病中的应用[J]. 江西中医学院学报, 2000, 12(2):57-58.

[2] 郭亦男, 刘爽. 神阙穴贴敷止涎贴治疗脾胃湿热型小儿滞颐的疗效观察[J]. 中国中医药现代远程教育, 2015, 13(24):82-83.

[3] 王梅. 敷脐疗法治月经病概况[J]. 中医外治杂志, 1995, 6:27-28.

[4] 曹雪梅, 张洛琴. 敷脐疗法治疗原发性痛经43例[J]. 中医外治杂志, 2011, 20(04):20-21.

[5] 黎燕. 腹针结合隔药灸神阙治疗寒凝血瘀型原发性痛经临床研究[D]. 广州中医药大学, 2016.

[6] 刘卫平. 中药敷脐治疗经前期失眠症56例[J]. 中医外治杂志, 2006, 15 (3):61.

[7] 韩俊莉, 刘宁, 贾跃进. 中药敷脐疗法治疗儿童腹型过敏性紫癜的疗效观察[J]. 光明中医, 2017, 32(7):1021-1023.

[8] 孙春田, 苏惠霞, 孙奕纯, 等. 四黄水蜜外敷神阙穴辅助治疗实热证腹痛50例效果观察及护理[J]. 齐鲁护理杂志, 2014, 20(01):75-7.

[9] 胡钰, 徐仕冲. 中药外治独取神阙穴治疗小儿腹痛28例[J]. 陕西中医学院学报, 2014, 37(1):36-37.

[10] 宋修亭, 高敬芝, 王春梅. 吴茱萸散敷脐治疗慢性过敏性荨麻疹136例[J]. 四川中医, 2006, 24(6):83.

[11] 王海明, 关元. 神阙穴隔姜灸治疗原发性痛经寒湿凝滞型的疗效观察[J]. 中国民族民间医药, 2012, 2(13):88.

[12] 徐国钧. 中药彩色图谱[M]. 福州: 福建科学技术出版社, 1993. 466-968.

[13] 孙卫强, 姜红江, 杨树彬. 中医外治法－脐疗在骨折后肢体肿胀疼痛治疗中作用的研究[J]. 中国保健营养, 6764.

[14] 孙燕. 周阮昌. 临床肿瘤内科手册[M]. 北京: 人民卫生出版社, 2003:275-276.

[15] 赵朝庭, 刘旭光, 罗海鸥. 神阙隔盐灸治疗经筋病验案三则[J]. 亚太传统医药, 2016, 12, (6):86-87.

[16] 雷龙鸣, 李俊婵, 韦小霞. 艾灸神阙与印堂对50例脑力疲劳型亚健康状态的调治作用[J]. 中国民族民间医药, 2017, 26(23):98-99.

[17] 马立嵩. 艾灸神阙、关元穴治疗腰椎间盘突出症术后腹胀的效果观察[J]. 临床合理用药, 2012, 5(5):106-107.

[18] 李秀娟, 孙艳华, 张娱, 等. 灸神阙穴预防骨折卧床患者便秘的护理观察[ J ]. 中国医疗前沿, 2010, 5(19):79.

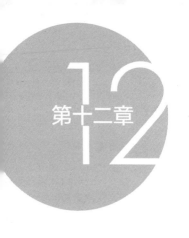

# 第十二章　12　代谢性疾病

## 第一节　松皮癣
（原发性皮肤淀粉样变）

### 一、定义

松皮癣是由淀粉样蛋白沉积于皮肤组织而不累及其他内脏器官的一种疾病。古代文献称之为"松皮癣""顽癣"等。本病相当于西医的原发性皮肤淀粉样变。（图12-1-1）

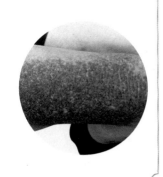

图12-1-1　松皮癣 ▶

### 二、病因病机

本病多因患者先天气血不足，内蕴湿热，复感风热之邪，风湿结聚，使气血运行失调，客于肌肤凝滞而成；或因情志内伤饮食不节，郁久化热，化燥伤阴，阴血双亏，肤失濡养而引起。

## 三、诊断要点

**①** 好发于小腿伸侧、上背部、上肢伸侧等处。

**②** 皮损开始为淡褐色至黑褐色斑，逐渐隆起呈半球形粟粒至绿豆大小坚实丘疹或结节，表面粗糙，群集成片或排列呈串珠状。

**③** 常伴剧痒。

**④** 病程缓慢，常迁延数年至十数年或更长时间，间可自行消退，但易复发。

**⑤** 刚果红试验阳性。

**⑥** 组织病理和特殊染色显示淀粉样蛋白沉积。

## 四、辨证论治

### 血虚风燥证

 **证候** 皮肤干燥、皲裂、皮疹粗糙，坚硬，有较多丘疹鳞屑，瘙痒剧烈，伴有口干唇裂，舌淡，少苔，脉细。

**治则** 养血润肤，祛风止痒。

 **疗法** ❶ 敷脐疗法

（1）首乌、胡麻、苦参、威灵仙、刺蒺藜、荆芥、牛蒡、蔓荆子、甘草各10g，菊花5g。将以上中药混合碾成粉末，过80目筛即得。敷脐时将药粉放入洁净容器用蜂蜜调匀成糊状，每天临睡前取药膏5g敷脐，晨起除去，7天1个疗程。

（2）当归、白芍、赤芍、生地、荆芥、防风、白鲜皮、蝉蜕、独活、柴胡、薄荷、甘草。用法：取药粉适量，以蜂蜜调成糊状，贴敷于脐部，每天换药一次，7次为1个疗程。

（3）多塞平乳膏神阙穴外敷，以纱布固定。1次/日，每次4～6小时，7日为1个疗程。

❷ 脐部按摩　患者平卧，充分暴露腹部，取神阙穴，术者肘部悬空，拇指指腹紧贴患者脐部，有节律地连续屈伸拇指指间关节，同时做小幅度的逆时针旋转，对深部组织产生较强的振动按揉，按摩1分钟，休息1分钟，反复3次。

## 瘀血阻滞证

**证候**　皮疹暗褐色，呈疣状，瘙痒剧烈，大便干燥，舌质暗红，苔白，脉沉涩。

**治则**　活血化瘀，润肤通络。

**疗法**　❶ 敷脐疗法　脐药Ⅰ号：红花、桃仁、杏仁、生栀子各100g，冰片1g（即祛瘀散方）。前四味药各研极细粉，加入冰片粉，充分混匀，瓶装备用。方法：①临用时取脐药Ⅰ号粉，与凡士林或蜂蜜（按3∶7比例，调成糊状；②用棉签蘸糊剂少许，直接填入脐内；③再用直径为2cm的方形小纱布块覆盖，外贴胶布条固定；④每天换药1次，7天为1个疗程。

❷ 神阙穴拔火罐法　患者仰卧，将酒精棉球点燃迅速投入罐内，随即取出，乘势将罐扣在脐部（神阙穴），待3～5分钟后将火罐取下。连续拔罐3次为1次，1日1次，3次为1个疗程。

❸ 脐部按摩　患者平卧，充分暴露腹部，取神阙穴，术者肘部悬空，拇指指腹紧贴患者脐部，有节律地连续屈伸拇指指间关

节，同时做小幅度的顺时针旋转，对深部组织产生较强的振动按揉，按摩1分钟，休息1分钟，反复3次。

## 五、按语

松皮癣，西医称之为原发性皮肤淀粉样变，是指淀粉样蛋白沉积于正常皮肤而不累及其他器官的一种慢性疾病。西医无特效疗法，疾病呈渐进性加重，多瘙痒剧烈。中医脐疗简单、便捷、副作用少的特点适于治疗该病。皮肤干燥脱屑者适于用养血润肤药物敷脐以止痒，如首乌、胡麻、苦参、威灵仙、刺蒺藜、荆芥、牛蒡、蔓荆子、甘草、菊花研末敷脐；兼有肝郁征象者予当归、川芎、赤芍、生地、荆芥、防风、白鲜皮、蝉蜕、独活、柴胡、薄荷、甘草研末蜂蜜调和敷脐；瘙痒明显者予多塞平软膏敷脐以安神止痒。皮损颜色暗，结节突起者宜用活血化瘀散结药物敷脐以化瘀散结止痒，或神阙穴拔火罐或脐部按摩以活血化瘀、通络散结。

## 六、注意事项

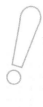

- 按摩脐部时：注意术者术前剪短指甲，术中指腹与脐部的位置不能相对移动，以防损伤脐部皮肤；

- 治疗患儿时，不宜使用剧性药物，贴药时间也不宜过久；

- 幼儿不宜应用火罐，以免烫伤；

- 神阙穴拔罐应留意，火焰避免碰到罐口，以免烫伤。罐内的负压不宜过大，拔罐时间不宜过长，最好选择负压罐，由于负压罐易调整负压，而且不易烫伤皮肤。

## 参考文献

[1] 谢云芳，邱根祥，徐忠良，等. 脐疗结合中药外洗治疗小儿湿疹30例[J]. 浙江中医杂志，2016，8(51):585.

[2] 于建华，李爱莉. 皮肤病的脐敷疗法[C]. 全国中药研究与开发学术研讨会论文集，2001，07.58.

[3] 李汉洲，周世忠. 自拟祛瘀散敷脐治疗皮肤瘙痒症27例 [ J ]. 湖南中医杂志，1998，14(6):40.